37°C의 비밀

최적의 건강 상태를 위한 이상적인 체온!

37℃의 비밀

초판 1쇄 발행 2017년 2월 10일
초판 3쇄 발행 2019년 2월 20일

지은이 Uwe Karstädt
출판기획 경원북스
펴낸이 최여진

등록 2018년 3월 27일 (제307-2018-15호)
펴낸곳 경원출판사(경원북스)
주소 서울시 중구 퇴계로 272 아도라타워 601호
전화 02-2607-2289
팩스 02-6442-0645
인쇄 (주) 두경엠앤피

이메일 kyoungwonbooks@gmail.com

ISBN 979-11-959142-1-0 (13510)
정가 12,000원

최적의 건강상태를 위한 이상적인 체온

37°C의 비밀

Uwe Karstädt 지음

Ideal Body Temperature for Optium Health

경원북스

37°C

Ideal Body Temperature for Optium Health

나의 여인 다벤빌,

왜 이렇게 슬픈 건가요?

그렇지만 당신의 심장은 너무 조용하네요.

왜 그리도 얕은 숨을 쉬나요,

왜 그리도 얕은 숨을 쉬나요?

왜 그리도 고요히 잠을 자나요?

내일 아침 깨울게요.

그리고 당신은 나를 채워주겠죠,

네, 당신은 나를 채워줄 거예요.

나의 여인 다벤빌,

당신은 오늘 너무 추워 보여요.

당신의 입술이 마치 겨울 같아요.

피부가 창백해졌어요,

피부가 창백해졌어요.

-

Cat Stevens

37°C

Ideal Body Temperature for Optium Health

책머리에

　이 책은 우리 몸에서 벌어지는 과정에 대해 최고의 정보를 제공하고 이를 통해 독자들이 스스로 결론을 내릴 수 있도록 하기 위해 집필하였다. 이 책을 읽으면서 건강 증진을 위해 적절한 조치를 취해 볼 수 있다. 지금 건강에 문제가 있다면 교육, 전문성, 경험, 자비심 측면에서 자신만의 목표를 달성할 수 있도록 도와줄 수 있는 전문가로부터 지원을 받을 수 있다.

　이 책이 지금 받고 있는 전문적인 도움을 대체할 수도 없고 대체해서도 안 된다. 특히 의료진 또는 자연 요법 의사와 상담하지 않고 책 내용만 보고 처방약 사용 또는 지속적인 치료를 중단해서는 안 된다. 본능, 마음, 이성에 귀 기울이고 이성적으로 행동해야 한다! 이 책은 여러분의 삶과 건강 그리고 회복에 관한 이야기이며 많은 도움을 받을 수 있기를 기대한다.

　모두 건강하기 바란다!

CONTENTS

37°C

Ideal Body Temperature for Optium Health

| 서론 |

내가 체온에 대해 물었을 때 그녀는 "계속 추워요"라고 대답했다.

"겉옷을 하나 더 입고 수면 양말을 신는 건 어때요?"라고 내가 말을 건넸다.

"소용없어요. 항상 겨울인 것처럼 따뜻한 차를 마시고 두꺼운 옷을 입어요. 추위가 깊은 몸속부터 느껴져요. 따뜻한 물로 목욕을 하거나 사우나를 할 때만 따뜻하다고 느껴요. 하지만 하루 종일 욕조에 있을 수는 없잖아요."

이뿐만이 아니다. 과음은 그녀를 더 춥게 만들 것이다. 따뜻한 차를 마시면 Mrs. Shiver(추위에 떠는 여성을 표현-역주)가 우선은 조금 따뜻한 기운을 느낄 수 있지만 결국은 몸이 다시 차가워질 것이고 오히려 더 춥다고 느낄 것이다. 너무 많은 음료를 마실 경우 몸이 더 차가워진다. 많은 사람들이 "최대한 많이 마셔라"라고 제안하지만 실제로는 의식적으로 수분 섭취를 제한해야 한다. 이와 관련된 내용을 앞으로 설명할 것이며 이유에 대해서도 알게 될 것이다. 사실 앞에서 말한 여성 환자가 경험하는 것과 같이 만성 저체온증은 차를 몇 잔 마시고 수면양말을 신는다고 해서 치료되지 않는다.

또 다른 환자 Mrs. Nightwake(밤잠을 설치는 여성을 표현-역주)는 말했다. "발이 얼음장처럼 차가울 때는 몇 시간 이상 잠을 이룰 수가 없어요. 발이 따뜻해지고 잠이 드는 데 정말 오래 걸려요. 더 이상 보온 물주머니 없이는 못 자요. 보온 물주머니도 바로 몸속을 따뜻하게 만들어 주지는 못해요. 몸속을 따뜻하게 만들어 줄 수 있는 것이 필요해요."

차가운 손발을 통해 확인해 볼 수 있는 저체온증으로 인해 Mrs. Nightwake는 계속해서 내적 긴장 상태이다. 몸이 차가운 사람들 역시 스트레스를 받는다. 이들은 어깨를 움츠리게 되고 근육이 긴장된다. Mrs. Nightwake가 긴장을 풀고 저녁에 쉬기 어려운 것이 너무 당연해 보인다. 다행히 내가 바로 몸속을 따뜻하게 할 수 있는 조언을 해줄 수 있었고 이를 통해 그녀는 전혀 다른 사람이 되었다. 몸속이 따뜻해지면서 그녀는 긴장을 풀 수 있었다. 이것은 그녀에게 밤

시간 동안의 재생 단계를 회복하고 다시 즐길 수 있도록 만들어준 중요한 요소였다.

이 내용은 앞으로 차차 다뤄보도록 하겠다. 여러분이 지금 저체온증으로 고통받고 손발이 쉽게 차가워진다면 이 책이 해결책을 찾아줄 것이라고 기대할 수 있을 것이다. 1년에 몇 번씩 감기에 걸리는 사람 역시 이 책이 그 원인과 해결 방법에 대해 알려 줄 수 있다.

몸이 차가운 것은 단순히 귀찮을 뿐만 아니라 불편한 증상이다. 몸이 차가우면 병에 걸린다. 저체온 또는 저체온증(의학 전문 용어)은 마치 문어가 촉수를 우리 몸 전체에 뻗치는 것과 같다. 몸과 마음, 혈액순환과 대사작용, 장기와 조직, 생기와 면역체계 모두에 영향을 미친다.

캣 스티븐스(Cat Stevens)가 자신의 곡 Lady d'Arbanville에서 (5쪽 참고) 자신의 여인 다벤빌의 저체온증을 설명했던 것인지는 알 길이 없지만 그녀는 얕은 호흡, 추위, 창백함, 약한 맥박과 같은 저체온과 관련된 모든 증상을 보였다.

Mrs. Shiver와 Mrs. Nightwake도 예외는 아니다. 만성 질환에 시달리는 사람들은 생기가 없으며 생기가 없는 사람들은 추위를 느낀다. 아주 단순하다.

그렇지만 반대의 원인과 결과 관계 역시 가능하다. 춥다고 느끼는 사람들이 대부분 질병에 걸릴 것이다. 다시 말해 이는 심각한 "감기"

를 의미한다. 그렇지만 더 큰 문제는 앞에서 말한 것과 같이 만성 질환에 걸리는 것이다. 대부분의 환자들이 느끼는 심각한 불편을 초래하는 추위는 사소한 문제가 아니다. 적절한 체온은 단순히 편안하고 만족스러운 기분을 느끼는 것 이상의 문제이다. 몸의 적절한 열은 건강의 기본 요소이다.

몸속에서 느끼는 따뜻함은 태양이 지구에서의 삶에 영향을 미치는 것과 같다. 37℃는 건강하고 기운이 있으며 생기가 있다는 것을 나타낸다. 우리는 아름다운 사랑을 통해서 이 세상에 태어나지만 저승사자는 얼음장처럼 차가운 손으로 우리를 데려간다. 여름날의 생명은 따뜻하고 생기가 넘치지만 겨울은 생명을 침묵하게 만들고 눈과 얼음으로 덮어버린다.

어떤 운동선수도 "준비운동(warming-up)"을 통해 몸을 덥히지 않고는 최고의 성적을 낼 수 없다. 물을 가열해서 끓이지 않고 조리를 할 수 있는 요리사는 없다. 신체의 "작동 온도"를 유지하지 않고는 건강할 수 없으며 이 온도는 약 37℃ 또는 좀 더 정확하게 36.5℃ ~37.3℃이다. 이 책의 제목인 37℃를 언급할 때마다 나는 이 좁은 편차 섭씨 0.8℃를 언급할 것이다.

여러분은 어떤가? 아침에 일어나기가 힘들거나 고통을 느끼고 따뜻한 물로 샤워를 하고 겨우 "버티며" 지내고 있는가? 쉽게 추위를 느끼고 앉아있을 때 손발이 자주 차가워지는가? 감기에 잘 걸리는

가? 항상 그래왔고 주변 사람들도 그러니까 봄이나 겨울에 감기에 걸리는 것이 "당연"하다고 생각하는가? 찬바람으로 인해 불편하거나 감기에 걸리는가? 노천 테이블에 앉았을 때 다른 사람들은 티셔츠를 입고 있는데 여러분은 바로 양모 스웨터를 꺼내 입는가?

마지막으로 고열이 났던 적은 언제인가? 혹은 면역체계가 37.8℃까지 "체온이 상승"했는가? 여러분이 36℃의 저체온에 익숙해져서 "정상"이라고 생각할 수도 있다. "감기를 달고 살았어요."라고 말하는 사람들이 있다. 그렇지만 그건 어떤 사람에게도 당연한 현상이 아니다. 약간 느리게 행동하고 반응하는 침착하고 조용한 성격의 사람이라고 할지라도 평생 저체온으로 살도록 선고받은 사람은 없다.

이름에서도 알 수 있듯이 저체온은 정상적인 상태가 아니다. 많은 경우 이런 체온 소실이 일반적이지만 그렇다고 해서 36℃를 자연스럽다고 생각할 수는 없다. 저체온이 발생한 이유가 분명히 있다. 이 책은 저체온증의 원인에 대해 밝히고 이 비정상적인 상태를 되돌릴 수 있는 방법에 대해 설명할 것이다.

어떤 사람들은 신체의 일부만 차갑다고 느낄 수 있다. 예를 들어, 신체 후면, 허벅지, 복부 또는 종종 무릎이나 어깨 관절만 춥다고 느끼는 것이다. 얼음같이 차가운 음료를 생각하면 몸이 떨리는가? 아니면 뜨거운 머리만 확인하기 때문에 배나 팔다리는 차갑더라도 자신이 열이 있다고 생각하는 사람인가? 자신은 실제로 뜨겁다고 느끼기 때문에 온도계가 저체온을 나타내면 놀라는 사람도 있다. 갱년기 여성 역시 "달아오르는 열"을 (중국 전통의사는 이를 여성의 화끈거림이라 부름) 겪기 때문에 자주 자신이 열이 많다고 생각한다. 그러나 체온을 재보면 만성 저체온증이라는 정반대 결과를 확인할 수 있다.

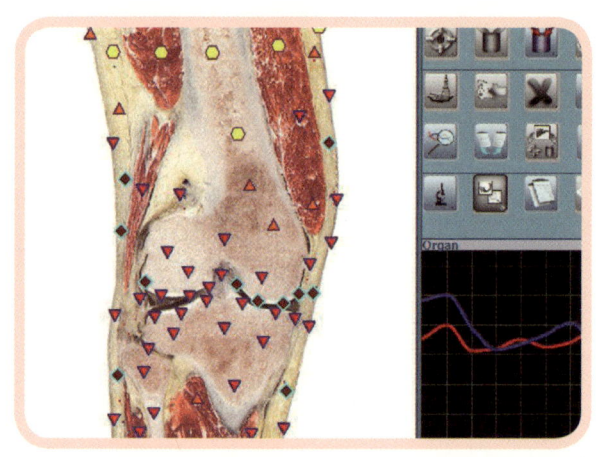

위 그림은 양자물리 시험을 통해 Oberon 기기로 기록한 무릎 관절염. 빨간색과 파란색 곡선의 오른쪽 그래프(우측/하단)는 왼쪽의 빨간색 곡선이 약하고 파란색 선에 못 미친다. 파란색과 빨간색 곡선의 높이가 같아야 한다. (파란색 수준으로) 이 결과는 열 소실과 국소 저체온증을 나타낸다.

저체온증이 있는 일부 사람들에게는 추위라는 증상이 가장 중요한 건 아니다. 이들에게는 생존에 필수적인 모든 1순위 기능들을 포함한 다른 증상 또는 "현상"에 따른 불편함 또는 "불안"이 가장 큰 문제이다. 예를 들어, 머리카락, 피부, 손톱이 건조하고 약해지거나 얇아진다. 몸이 차가워지는 것은 성욕과 건강한 성생활에 필요한 모든 기능에까지 영향을 미칠 수 있다. 모험심은 어떤가? 정신적으로는 의욕이 있지만 몸이 안 따라주는가? 활발하고 활력이 넘치는 기분인가, 아니면 외적 동기가 자주 필요한가? 이는 몸이 차가워진 것의 첫 번째 단계이다. 하지만 나는 지금 저체온 또는 "저체온증"이 심각하며 질병을 유발하는 결과에 대해 이야기하지는 않을 것이다.

약 70%의 내 환자들과 마찬가지로 이런 질문들 중 하나 이상에 해당된다면 여러분도 저체온증 또는 만성 추위를 겪고 있는 것이다. 만성적으로 몸이 아프고 더 이상 의식 또는 무의식적으로 충분한 체열(body heat)을 발생시킬 수 없는 상태이다. 발생 가능한 신체 기능 장애 목록을 이 책에서 확인해 볼 수 있다.(3장, 5장) 모든 장애가 충분한 체열을 발생시키지 못해 나타난다. 일부 장애 또는 기능 소실이 열 소실을 야기해 결국 악순환이 발생한다. 체온이 더 떨어지면서 정신적·신체적 건강이 악화된다. 상황이 악화되면서 점차 더 심각한 과냉각 소용돌이와 기능 소실, 심리적 압박감에 대한 대처 불능 상태에 빠지게 된다.

"위험한" 결합은 여러가지 만성 및 활력 부족 장애들이 발생할 수 있는 최적의 조건을 조성한다. 건강 보험과 보건 당국의 연구에 따르면 저체온증으로 인해 발생한 이런 장애 비율이 매년 증가하고 있다.

이전에 사실상 공식적으로 알려지지 않았던 이런 질병이 이제는 신문기사, 잡지, 책에서 논의되고 있다. 번아웃 증후군, 만성 피로 증후군(CFS), 우울증, 알츠하이머병, 치매, 수면 장애, 암 등 다양한 저체온증 관련 질병들이 있다. 이 모든 질병은 저체온증으로 인해 발생하거나 저체온증을 동반하기 때문에 추위 관련 질병으로 불린다. 이런 질병의 증상과 원인은 외부 열 공급, 특히 적외선을 통해 효과적으로 치료될 수 있다. 이 부분에 관해서는 차차 다룰 것이다.

안타깝게도 춥다고 느끼는 이 "사소한" 증상을 일반적으로 사람들이나 의사들 모두 심각하게 생각하지 않는다. "자주 추워요"라고 하면 누구도 대수롭지 않게 여기지만 통증이 있는 출혈 또는 열이 난다고 해야 심각하게 받아들인다. 많은 사람들에게 춥다고 말하는 것은 "아무것도 하기 싫어요."라고 하는 것과 같다. 많은 사람들은 이런 얘기를 하찮은 변명이나 약간 불편한 정도로 여긴다. 추위는 여전히 별거 아니거나 가볍게 무시할 만한 현상으로 여겨진다. 하지만 체온 상승 또는 발열은 심각한 질병을 의미하는 것으로 정상이 아닌 직접적인 문제로 생각된다. 추위를 느낀다는 것만으로는 보통 어떤 종류의 도움도 받을 수 없다.

생명에 있어 매우 중요한 부분이 간과되고 있다는 것을 알기 때문에 나는 이 문제가 심각하다고 생각한다. 열과 빛은 모든 대사작용 과정과 모든 형태의 활동에 필요한 기본 전제요소이다. 호흡과 마찬가지로 열은 생명에 필요하며 심장을 뛰게 하는 것만큼이나 필수적이다. 호흡과 심장박동 또는 맥박 모두 신체 온도가 내려가면 느려진다.

보통 "따뜻한 옷을 입어."라고 말한다. 좋은 의도로 하는 말이겠지만 내 경험으로 보았을 때 충분한 조치는 아니었다. 갑자기 추위를 느끼거나 감기일 경우 잠시 도움은 될 수 있겠지만 만성적인 상황을 치료하지는 못한다. 감염된 상처에 반창고만 붙이는 것은 치료에 충분하지 않다. 마찬가지로 만성 질병으로 인한 저체온증 역시 수면양말이나 양모 스웨터로 치료될 수 없다.

사우나에 들어가거나 따뜻한 욕조에서 목욕한 뒤 기분이 좋고 긴장이 완화되는가?

관절 통증이 있는 환자가 적외선 매트를 몇 시간 사용한 뒤 통증이 햇볕에 얼음이 녹아내리듯 사라졌고 두 시간 뒤 몇 년 만에 처음으로 묵직하던 장이 싹 비워졌다고 얘기했다. 충분히 따뜻하지 않을 경우 대사작용, 활기, 에너지가 부족하다. 대사작용이 원활하게 기능하고 생기가 "넘치며" 에너지가 풍부한 것은 건강의 필수 전제조건이며 신체와 정신에 도움이 된다. 37℃의 체온은 신체 성능과 에너지 수준을 높이고 이를 통해 기분을 좋게 만들어 준다. 단순하고 이해하기 쉬운 문제이다.

복잡한 최첨단 기술의 현대 의학에 비해 너무 단순한가? 주치의가 체온을 잴 것을 권한 적이 있는가? 아마 주치의는 체온 상승이 있을 경우에만 체온을 점검하라고 했을 것이다. 이 책의 마지막에 5일간 20회 측정한 체온을 기입할 수 있는 표가 있다.

체온계(fever thermometer)는 이름이 말해주듯이 낮은 신체 온도가 아니라 높은 신체 온도를 감지하기 위한 것이다. 이름을 통해 이미 의료계 전문가들이 강조하는 부분을 확인할 수 있다. 고열을 강조하지 않았다면 '체온 측정 기기(temperature measurement device)'라고 부를 수도 있었을 것이다. 의사는 열이 감지될 경우에만 주의를 기울이고 체온이 36℃ 아래로 내려갈 경우에는 신경 쓰지 않을 것이다. (눈사태나 얼음 물에서 구조된 경우는 제외)

의사들은 발열에 관심이 있지 그 반대 경우인 저체온증에는 관심이 없다. 이런 접근 방식은 전통에 뿌리를 두고 있다. 지난 수 세기 동안 대부분 고열을 동반한 심각한 감염성 질환이 의학 전문 기술을 발전시켰다. 지난 수백 년 간 개발된 의약품은 거의 예외 없이 감염병 치료를 위한 것이다. 전체 의약품 군이 고열을 유발하는 질병과 발열 치료를 위해 개발되었다. 그렇지만 오늘날 질병이 추위를 동반하고 경직과 관련된 경화증을 기반으로 하며 만성적이고 낮은 에너지 관련이라는 점을 고려해 볼 때 이런 접근법을 다시 생각해 볼 필요가 있다. 안타깝게도 이런 현재 상황을 아직 고려하지 않고 있거나 고려하더라도 충분하지 않은 수준이다.

많은 내 환자들이 수십 년간 지속된 저체온 증상으로 인한 고통과 지금까지 단 한 번도 체온 측정 시도조차 하지 않았던 의사들에게 치료를 받았던 이야기를 끝도 없이 들려주었다. 보온 물주머니를 끌어안고 잠자리에 들어도 따뜻해지기를 "거부"하는 얼음장처럼 차가운 손발에 대한 호소가 간과되었다. 이런 증상을 완전히 무시한다는 것은 치료자가 저체온증을 의식적으로 인정하지 않고, 인정한다 하더라도 부차적인 증상으로 밖에 인식하지 않는다는 것을 의미한다. 37℃의 충분히 높은 체온의 중요성을 대부분의 의료계 전문가들이 무시하고 있으며 심지어 환자 자신들도 무시하고 있다. 이 책이 최적의 건강 유지 수단으로써 이상적인 체온 37℃의 중요성 인식 제고에 기여할 수 있기를 바란다.

　　의학용어로서 "저체온증"은 35℃ 이하의 체온을 의미한다. 이 기준에 따르면 경미한 저체온증은 32~35℃ 범위에 속한다. 체온 2℃ 상승(39℃까지 체온 상승)은 치료가 필요한 심각한 상황이지만 35℃의 저체온은 중요하지 않은 것으로 무시된다.

제1장

이상적 체온의 중요성

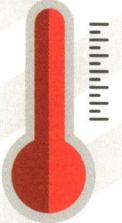

37°C

Ideal Body Temperature for Optium Health

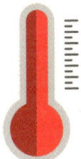

1.1 이상적 체온으로서 37℃의 기원

인간은 온혈 포유류이다. 냉혈종과 다른 가장 큰 특징은 주위 온도와 관계없이 체온을 약 37℃로 유지한다는 점이다. 우리가 남극에서 눈과 싸우는 탐험가이거나 사하라 사막에서 뜨거운 모래바람을 헤치고 나아가는 베두인이건 관계없이 우리 몸은 항상 체온을 37℃로 유지하고 있다. 대사작용과 부신을 관장하는 갑상선과 시상하부(뇌의 부분)에 있는 체온 조절 중추 덕분에 우리 몸은 체온을 유지할 수 있도록 되어 있다. 오한 작용과 땀을 흘리고 주요 모공을 열고 닫으며 혈관 조절을 통해서 체온을 약 37℃로 (또는 좀 정확하게 36.5℃에서 37.3℃

사이) 계속 유지한다.

파행 동물, 파충류, 어류의 경우는 다르다. 이런 종들은 냉혈동물이며 주로 체온이 주변 온도와 같거나 유사하다. 어떤 경우이든 외부 온도에 적응한다. 냉혈동물의 대사작용은 다양한 온도에 적응해 이루어진다. 자연은 이런 동물들이 필요로 하는 모든 것을 제공해 더위 또는 추위에 적응해 대사작용을 할 수 있도록 해준다.

인간은 파충류나 다른 냉혈동물과는 다르다. 사망에 이르거나 심각한 손상을 일으킬 수 있기 때문에 체온은 최적의 온도 37℃에서 3~4℃ 이상 편차를 보이지 않는다.

최적의 체온에서 그 이상 벗어나는 것은 우리 신체에 치명적이다. 동상은 화상과 유사한 손상을 일으킬 수 있으며 추위에 과도하게 노출될 경우 열이 오랫동안 지속되는 것과 같이 생명에 치명적이다. 추위는 우리 몸에 영원한 "상처"를 남기고 장기를 약화시킨다. 그렇지만 0.3~0.6℃ 정도의 미미한 차이로도 기분이 안 좋아지고 몸이 아프고 약해진다.

이상적인 체온은 약 0.3℃ 정도의 아주 적은 편차 범위 내이다. 우리 몸은 최대로 오랫동안 이 최적의 온도 범위 내에서 체온을 유지하기 위해 스스로 조절을 한다. 주변 온도가 18℃에서 22℃로 변하는 것과 같이 몇 도 차이가 나도 우리는 미미한 온도 변화만 인지하지만 체내 온도 센서는 매우 정교하다. 0.5~1의 온도 차이도 이미 약간 열이 나거나 저체온으로 느껴진다. 건강하고 튼튼한 신체에서는 이런 차이가 조절 메커니즘을 작동시킨다. 체내 열 수용체(열 수용기)가 정상 온도에서 약간의 편차가 발생했다는 것을 인지하고 신체는 체온 조절 중추를 통해 최대한 빨리 이런 상태를 시정하려고 노력한다.

1.2 인체 작동 온도로서 37℃의 중요성

온도 차이를 인지하고 즉각 시정하는 체온 조절은 자연적으로 발생한 우연의 결과가 아니다. 체온 변화가 우리 신체 건강에 (대사작용과 에너지 균형, 해독 및 재산, 영양소 및 산소 공급, 평소 기분) 매우 중요하기 때문에 체온 편차를 확인한다. 체온은 신체에 결정적이며 때로는 중요한 역할을 한다. 이런 상황을 고려해 보기 위해 우리가 사용하는 체온계는 섭씨 0.1℃까지 측정한다. 소수점 첫째 자리 온도가 아픈지 건강한지, 피곤한지 활기가 있는지, 힘이 없는지 있는지 심지어 행복한지 우울한지까지 알려 줄 수 있다.

모든 운동선수가 경기나 축구 시합 전에 하는 "준비운동(warming-up)"의 중요성을 알고 있다. "땀을 내는" 이런 의식은 부상을 예방해 줄 뿐만 아니라 몸 전체가 데워졌을 때 최고의 성적을 낼 수 있도록 해준다. 올림픽 경기에서 미미한 체온 변화가 승리와 패배, 금메달과

10위를 결정 지을 수도 있다.

　그렇지만 근력과 속도가 인체 과정(body process)의 결정 요소는 아니다. 적절한 작동 온도 유지가 체내 장기 기능을 결정짓는다. 우리의 정신적 예리함 역시 충분한 열을 통한 혈액순환과 영양공급을 활성화시키고 자극을 통해 유지된다. 매서운 추위에 정류장에서 버스를 기다리면서 창의력을 최대로 발휘할 수 있을까? 봄에 처음으로 일광욕을 하면서 좀 더 긍정적인 사람이 될 수 있을까? 아니면 차갑고 젖은 발로 밖에 서 있으면서 더 낙천적인 사람이 될까? 번아웃이 체온 문제인가? 경험에 비춰보면 체온이 유일한 원인은 아니지만 내 환자들의 체온계 수은주를 통해 계속해서 확인해 볼 수 있듯이 분명 영향을 미치는 요소이다. 번아웃이나 우울증을 겪는 사람들의 체온을 측정한 결과 신뢰할 만한 상관관계가 확인되었다.

　체온 측정을 통해 저체온 단계와 주관적 우울증 악화 간의 상관관계가 확인되었다. 아침에 체온이 가장 낮은 사람들은(시간이 지나면서 나아졌지만) 아침에 무기력함을 호소했다. 아침에 일어나는데 문제가 없던 사람들은 오후 늦게나 저녁에 가장 무기력하게 느꼈고 이들의 체온은 이때 가장 낮았다. 적외선 매트로 열을 주입을 했을 때 무기력한 기분이 크게 개선되었다.

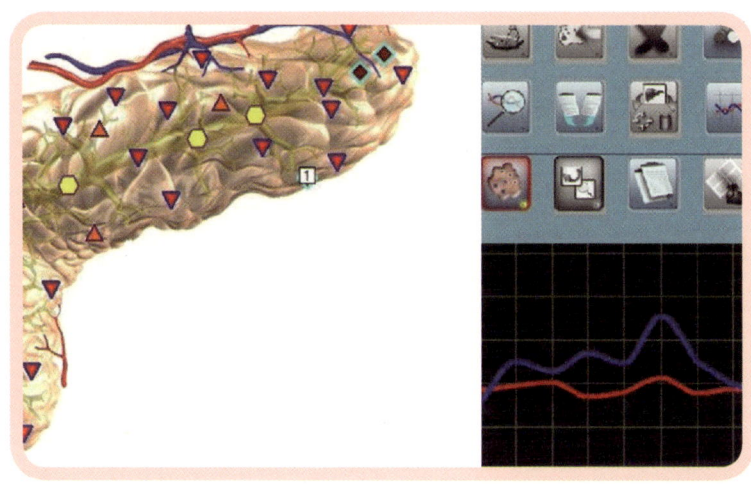

위 그림은 진단 시스템 "Oberon"으로 촬영한 이미지인데 췌장 내 열 부족을 보여준다. 우측/하단 그래프는 빨간 선이 파란 선(최적의 건강 상태) 높이에 못 미치며 특히 소화액과 인슐린 생산에서 차이가 확연하다. (두 번째, 다섯 번째 파란 수직선) 빨간색은 열과 적절한 기능을, 파란색은 물질 또는 장기 조직을 각각 나타낸다.

특정 온도에서만 두 가지 액체가 크게 쾅 소리를 내거나 색깔이 바뀌는 화학적 반응을 일으킬 수 있었던 고등학교 화학 수업 실험이 아직 기억날 것이다. 물론 라면이나 감자를 끓는 물에 조리해야만 먹을 수 있다는 사실은 누구나 안다. 물이 이 온도까지 가열되지 않으면 음식을 조리할 수 없다. 특정 효소 반응은 매우 정확한 온도에서만 발생하고 체내 과정 역시 마찬가지이다.

우리 대사작용은 37℃에서 측정된다. 1℃만 낮아져도 효소 활동이 약 50% 감소된다. 이는 건강에 부정적으로 영향을 미치는 저체온의 심각한 결과 중 하나이다. 이미 건강에 좋지 않은 음식 섭취로 인해 췌장에 부담을 주고 "잘 관리하지 못한" 사람은 이로 인해 충분한 소화 효소를 생산하지 못한다. 체온이 1℃만 낮아져도 이런 공급 감소가 다시 절반으로 줄어든다. 이런 상태에서 영양소 이용 감소와 부족으로 인한 증상이 나타날 수밖에 없다. 이런 과정은 보통 "노화의 징후" 또는 자연적 쇠퇴로 치부된다. 그렇지만 이런 종류의 손실을 예방할 수 있는 최고의 "노화 방지" 방법은 자연적인 체온을 37℃로 유지하는 것이다.

1.3 빛의 매력

인간은 빛, 햇빛, 색깔을 좋아한다. 우리는 빛을 찾는 식물, 나무, 꽃과 같이 빛을 갈구한다. 빛은 따뜻함과 생기를 의미한다. 빛, 열, 체온 유지(+/-1℃)가 건강에서 가지는 중요성을 잊은 사람은 인간 생명의 기본 원리, 행복과 생기의 근본을 무시하는 것이다. 일부 원주민은 빛을 가져다주는 존재로서 태양을 최고의 신으로 숭배한다. 그리고 이는 우연이 아니다. 창조자 또는 창조 에너지가 태양에 의존하며 이를 통해 우리 건강에 빛과 열이 얼마나 중요한지 알 수 있다. 자외선의 비타민 D의 피부 내 생성에 대해 이미 들어보았을 것이다.

태양 복사도 중요하다. 바로 적외선과 적외선에서 방출되는 열이다. 적외선 사우나 또는 매트를 사용하는 적외선 치료는 북반구에서 태양에 노출되는 사람들에게는 더 중요하다. 만성 저체온증 환자는 1주일에 한번 적외선램프를 쬐거나 적외선 사우나를 사용하는 것만으로는 충분하지 않다. 매일 적외선 매트를 사용해 열을 쬐는 것이 해결책이 될 수 있다. 만성적으로 추위를 느끼는 많은 사람은 몇 달 동안 적외선 매트 위에서 수면을 취하거나 몇 년간 매일 매트를 사용한다면 큰 도움을 받을 수 있다. 중요한 치료 방법으로서 "건강한 수면"이 새롭게 각광을 받고 있다.

수년간 또는 수십 년간 체온이 아주 낮을 경우 신체와 대사작용이 손상되었을 가능성이 높고, 따라서 전신의 건강을 회복하기 위해서는 치료 적외선을 장기간 사용할 필요가 있다. 열과 생기 회복의 중요성, 치명적인 추위의 원인 제거를 다음 장에서 다룰 것이며 여기에서 독자들이 자신을 위한 올바른 결론을 얻을 수 있기를 바란다. 이를 통해 힘, 생기, 안정적 면역체계를 얻게 될 것이다.

1.4 열 치료 – 자연 의학 보조 요소

자연 요법과 치료법은 다양한 열 활용에 그 근간을 두고 있다. 사우나, 한증막, 족욕, alternating bath 또는 냉온욕(contrast shower), 마사지(rubdown), 헤이 배스(hay bath), 온/열 wraps, 습포, 진흙팩(fango), 진흙 목욕, 치료 온천 또는 유황 온천, 따뜻한 차, 오일, 팅크처(tincture)는 전 세계 모든 문화권에서 활용되고 있는 전통적인 자연의학 요법이다.

중국 전통 의학은 피부에 직접 또는 가까이에 건조한 허브를 태우는 뜸 치료를 활용한다. 타는 허브에서 나오는 열이 특정 혈자리를 따뜻하게 만든다. 혈자리는 또한 침술 또는 지압에도 사용된다. 복부와 등과 같은 전체 부위에 "뜸"을 뜨고 작은 상자로 따뜻하게 만든다. 동양 및 서양 의학에서 사용되는 뜨거운 부황 역시 같은 방법으로 활용된다. 자연 요법에서는 치료용으로 돌을 따뜻하게 데워 사용하기도 한다. 전 세계 문화에서 공통적으로 사용되고 있는 중요한 원칙은 몸 전체 또는 특정 장기, 신체 일부 또는 앞에 언급한 혈자리와 같은 일부의 체온을 높이는 것이다.

파스토르 크네이프(Pastor Kneipp)가 개발한 물을 사용하는 치료 방법은 혈액순환을 회복시키고 몸을 따뜻하게 만들기 위한 것이다. 열을 사용하는 것 외에 파스토르 크네이프는 염증을 차갑게 만들거나 표적 및 단기 냉각 자극과 함께 체온 조절을 활성화시키기 위한 냉요법을 제안하고 시행했다.

1.5 어둠에서 빛을 – 개인적인 경험

어떤 상황에서 놀랍고 순간적인 생각이 번뜩였던 적이 없었던 사람이 있을까? 이 깨달음의 순간을 통해 우리는 삶을 다르게 보고 삶에 대한 태도를 완전히 바꿀 수 있다. 갑자기 명확해지면서 이전에는 보이지 않았던 명확한 상관관계가 보이기 시작한다. 예전에 몰랐던 "원인과 결과" 원칙을 우리가 발견하는 (또는 반대로 이런 생각이 우리를 찾아오는) 경우도 있다. 음악 한 구절, 의견 또는 생각 없이 한 말, 말한 마디와 같은 작은 일을 통해 통찰력을 얻을 수도 있다. 사고 또는 사랑하는 사람과의 이별과 같은 중대한 사건을 통해 통찰력을 얻을 수도 있다. 책, 컨퍼런스 또는 영화를 통해서 항상 그곳에 존재했지만 의식하지 못했던 사실에 대해 눈을 뜰 수도 있다. 진실은 사소함의 바다나 망각의 안개 속에 잠들어 있지만 사실은 일반적으로 알려져 있다.

그렇지만 이런 중요성은 잊혀지거나 완전히 이해되지 못했었다. 깨달음이라는 단어가 남용되지 않았다면 깨우침의 통찰력이라고 부를 수 있다. 이런 순간 새롭고도 밝은 빛의 삶의 진실을 보게 되고 어둠 속에 가려져 있거나 숨겨져 있던 상관관계를 이해하게 된다.

어릴 때는 이런 일을 매일 경험한다. 점차 나이가 들수록 즉각적인 현실 인지의 커튼이 드리워진 것처럼 이런 통찰력은 거의 없어지게 된다. 대부분의 경우 우리는 알고 있는 상태이며 아주 드물게 "의식적 무지" 또는 무지, 개방, 호기심의 상태가 동시에 나타나는 알지 못하는 상태가 된다. "알지 못하는"것은 새로운 통찰력으로 인도해 준다. 옛말에 "더 잘하려다 일을 그르친다."라는 말이 있다. 지식을 추정하는 것이 오히려 통찰력을 방해한다고 덧붙이고 싶다.

이런 명쾌한 순간 또는 "통찰력 습득"은 예술, 심리학, 과학과 같은 다양한 분야에서 발생하지만 일상에서도 나타난다. 어떤 문제에 대해 심도 있게 탐구해 보려고 매달려 있는 사람은 퍼즐이 완성되고 설명할 수 없던 부분을 알게 되는 이런 순간을 애타게 기다린다.

나는 독성이 신체에 미치는 영향에 대해 이해했을 때 이런 통찰력을 얻었다. 환경 독소, 제약 회사가 제조한 해로운 화학 의약품, 유해한 고밀도 물질, 생명에 문제를 일으키고 심각한 손상을 입히는 전자기장(쉽게 전자파라고도 불림) 간의 위험한 결합에 대해 명확하게 이해하게 되었다.

환자 진단과 치료를 위한 나의 접근법에 큰 영향을 준 이 통찰력을 통해 결론을 내릴 수 있었다.

"환자들은 아픈 것이 아니라 중독 된 것이다." 이 발언이 엄청난 결과를 불러일으켰다. 수천 가지의 환경 독소 오염에 영향을 받지 않은 사람은 거의 없다. 이런 문제가 생기와 건강을 잃은 주요 원인이거나 영향을 준 요소이건 간에 독성 문제 상황에는 기본적인 해독 치료가 필요하다. 대부분의 내 환자들에게 치료 시작 전에 적절한 방법으로 완전한 해독을 할 것을 권한다. 2007년 TAS에서 출간한 "entgiften-statt-vergiften(중독이 아닌 해독)"에서 나는 미분화 클로렐라 제제를 이 분야의 혁신적 발견으로 기술했다.

수년간 자연 요법 의사로 일해 왔기 때문에 나는 인체 오염과 슬래깅(slagging)을 알고 있었다. 그리고 다양한 해독 치료를 추천했다. 예를 들어, 간-담즙 해독, 커피 관장 및 조직 내 산성 제거 방법, 땀을 빼주는 차와 틴크처, 간 wraps, 독소에 결합하고 배출하기 위한 일반적인 물질 등이 있다. 그래도 질병을 유발하는 환경 독소의 중요성과 건강을 회복하고 치료하기 위한 충분하고 완전하며 광범위한 세포 해독을 명확하고 잘 이해하기 위해 이 "통찰"의 순간이 필요했다.

일부 동료 의사들 중에서는 아말감과 팔라듐 치과 치료를 받은 환자의 치료를 거부하며 치료 조건으로 치과 치료제의 제거를 요구했다. 나는 너무 기뻤으며 동시에 내 저서 "entgiften-statt-vergiften"가 동료 의사들, "일반인"과 독성에 영향을 받는 사람들의 인식 제고에 기여했다는 점이 뿌듯했다.

이 책이 다루고 있는 주제에 관해서도 같은 생각을 가지고 있었다. 물론 TCM(중국 전통 의학)을 기반으로 다양한 치료를 하면서 체열의 중요성에 대해서는 들어왔다. 중국 전통 의학에서 모든 음식은 인체에 미치는 영향에 따라 다섯 가지 성질(찬 음식, 시원한 음식, 중간 음식, 따뜻한 음식, 뜨거운 음식)으로 구분된다. 자연 의학 전문가 교육을 통해 37℃가 이상적인 체온이라는 사실은 알고 있었다. 모든 의사와 자연 요법 의사들이 언제가 되었든 이 사실을 배우게 된다. 일반적인 사실이기 때문에 사실 따로 배울 필요도 없다. 37℃는 인간에게 문제가 되는 내용을 다루는, 오랫동안 방영된 독일 텔레비전 프로그램 제목이다. 바로 이 온도가 인간의 조건을 표현하는 비유가 되었다.

체열이라는 심도 있는 주제를 이해하게 되었을 때 충분한 체열과 건강 간의 관계에 대해 일반인들도 명확하게 알고 있음에도 불구하고 이 중요한 사실을 이전에 이해하지 못했다는 점을 믿을 수 없었다. 추위와 죽음이 긴밀하게 연관되어 있으며 빛 또는 따뜻함이 생명과 연결되어 있다는 사실은 의대를 다니지 않더라도 알 수 있다.

예방 의료와 치료에서 최적 체온의 중요성만큼 이해가 쉬운 분야는 없을 것이라고 확신한다. 여러분이 차가운 손으로 혈액순환이 잘되어 손이 따뜻한 다른 사람과 악수를 해본 적이 있다면 여러분 자신의 건강 문제를 즉각 알아차릴 수 있을 것이다.

생명을 보존할 수 있는 충분한 체열이 생명의 생기와 필수 요소로 인식되지 않고 있고, 알고 있다고 하더라도 매우 낮은 수준이라는 점은 매우 안타깝다. 동양 의학에서는 전통적으로 체열을 건강의 중심축으로 보고 있지만 학문적 의학은 저체온증을 부차적 증상으로 생각한다. 이론적으로는 자연 요법에서는 이 문제가 잘 인식되어야 하지만 학문적 의학, 대체 의학 또는 자연 의학 누구도 저체온증이 무엇인지 인지하지 못하고 있다는 사실이 매우 충격적이다.

제2장

저체온증 상태까지
하락하는
이상적 체온

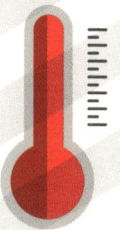

37°C

Ideal Body Temperature for Optium Health

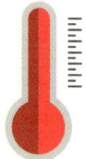

2.1 오염된 환경의 현대인

　지난 15년간 만성 질환자들을 주로 치료해왔기 때문에 만성 질환 환자들에게서 반복적으로 나타나는 원인에 대해 놀라운 관찰을 할 수 있었다. 아말감 또는 팔라감과 같은 특정 독성 치과 치료 물질과 같은 환경적 독성으로 인한 원인을 제외하고 전자기장(EMF) 오염 증가와 장내 균총의 장애가 만성 질환의 주요 원인이다. 이런 세 가지 원인 외에 심각한 영양실조 또한 보존제, 첨가제 섭취와 식품 업계의 다른 모든 악행으로 인한 장내 균총 감소 및 손상, 신체 오염에 영향을 미친다. 단기적으로 안심시켜주는 다양한 새로운 식습관 가이드라인이 제공되고 있지만 안타깝게도 장기적 해결책은 제공되지 않고 있다. 지난 수천 년간 우리가 적응해온 인류의 적절한 식습관을 무시했는데, 이는 우리 대사작용과 열 균형에 재앙적인 결과를 가져왔다. 나는 2013년 TAS에서 출간한 "Die Säure des Lebens (생명과 산성)"에서 이 내용에 대해 명확하게 기술했고 관심이 있는 사람들은 이 책을 통해 더 많은 정보를 확인해 볼 수 있다.

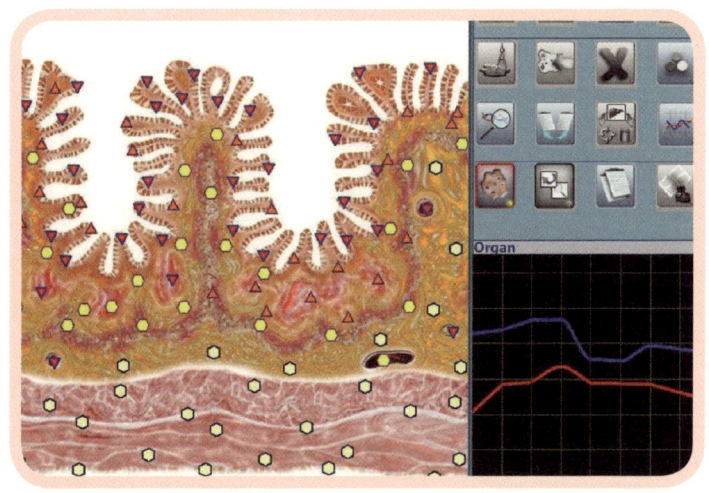

위 그림은 대장의 점막 검사가 저체온(우측/하단의 작은 이미지의 빨간 선은 파란 선과 유사해야 한다.), 명확한 열 부족(빨간색)과 이로 인한 심각한 기능 손실을 보여준다.

또 다른 요소는 만성 질환자들은 주로 오랫동안 질병을 앓기 때문에 학문적 의사가 처방하는 다양한 칵테일 요법의 치료제를 사용하게 된다는 점이다. 장애와 수년간 복용한 의약품으로 인한 오염(별거 아닌 "부작용"으로 치부되어 버리는)을 다른 새로운 의약품으로 치료하려고 하고 있다. 이로 인해 끔찍한 10~15가지에 달하는 제제의 의약품을 수년간 끝도 없이 매일 복용하게 된다. 예외적인 사례라고 생각할 수도 있겠지만 이는 병원에서 매일 내가 직접 경험한 일반적인 상황이었다.

　다양한 혈압약 (대부분의 경우 세 가지 의약품으로 구성) 외에 높은 콜레스테롤 수치를 낮추기 위한 스타틴(statin), 항우울제, 항혈액응고제, 진통제, 수면제, 기타 장기 특이적 의약품(당뇨, 갑상선 기능장애 등)이 있다. 이런 의약품은 심각한 부작용과 다른 의약품에 부정적인 상호 효과를 나타내며 환자의 신체 생기를 빼앗아간다. 제제는 주로 세포에 독성을 퍼트리고 문제를 해결하기보다는 독성이 많은 물질로 구성되어 있다. 대부분의 이런 "블록버스터 의약품(blockbuster medications)"은 신체를 차갑게 만든다. 이 내용에 대해서는 뒤에서 아주 자세하게 다룰 예정이다.(블록버스터는 확실하게 제약 업체에 수십억의 수익을 가져다주는 의약품이다.)

2.2 스트레스의 시대

대부분의 만성 질환을 앓고 있는 사람들은 충분한 휴식 없이 장기간 스트레스를 받는 또 다른 특징을 보인다.

대가족에서 소가족으로의 전환, 편모 또는 편부의 자녀 양육, 직장 내 스트레스, 실업으로 인한 절망, 배기가스, 농약, 독소, 소음, 조잡함, 전자파, 네온, 기타 "블루 라이트" 광원으로 인한 환경 문제는 현대 사회의 개인적·비개인적 고통 유발 원인 중 일부에 불과하다.

스트레스는 우리 신경을 괴롭힐 뿐만 아니라 혈관에 경련을 일으키며 혈액순환 장애와 고혈압을 일으킨다. 혈액순환 장애가 추위로 진전 되는 것은 문제의 일부에 불과하다. 오랜 의대 교육을 받지 않아도 이 사실을 알 수 있다. 우리 혈액은 산소와 영양 외에도 체열을 운반하며 이는 우리 최대 자산인 "생기"를 제공한다. 두려움이나 충격(스트레스)에 빠졌을 때 발이 차가워 진 것을 느낀 사람이라면 누구나 이를 알 수 있다.

2.3 만성 질환으로서의 저체온증

몸이 춥다고 느끼거나 측정 가능한 저체온증은 철저한 병력 또는 진단을 통해 초기에 발견할 수 있다. 5일간 20회 환자의 체온을 측정했을 때 70%의 체온 범위가 35.5~36.3℃라는 사실을 확인할 수 있었다. 이후 앞에서 언급한 환경적 독소, 의약품, 백신, 고밀도 물질, 영양실조, 무기질(염분) 결핍, 수분 섭취 문제, 오랜 스트레스가 어떻게 체온 조절 기능 장애에 영향을 미치는지 알게 되었다.

이 요인이 전신 저체온증 주로 36.7℃ 이하 또는 국소 저체온증 약 34.5℃와 같은 다른 형태로 명확하게 나타나는 것은 아니다. 가끔 저체온증은 신체 일부는 따뜻하고 땀이 나지만 다른 부분은 시원하거나 춥기까지 한 형태의 불균등한 열 분배로 나타나기도 한다. 머리나 상체는 뜨겁지만 하체는 계속해서 시원한 분배 장애는 체온 조절 기능 장애를 나타낸다. 중국 전통 의학에서는 이런 상태를 약한 "음기"로 인해 "양기"가 오른다고 표현한다. 갑작스러운 체열 하락과 이로 인해 단기간 추위에 민감해지는 것은 또한 체온 조절 부족의 증상 중 하나이다.

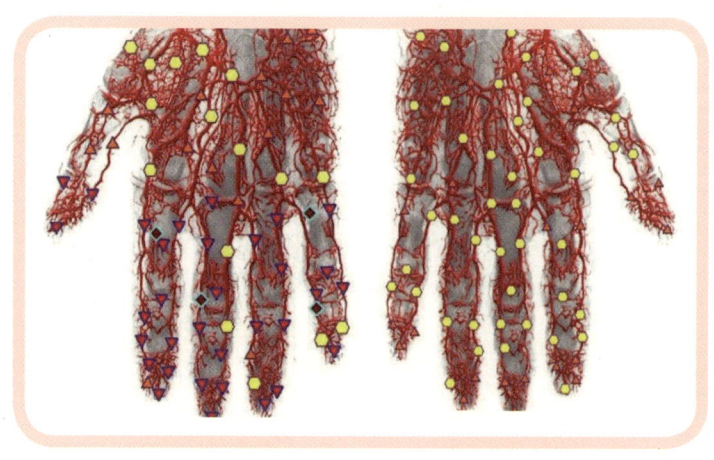

위의 이미지는 심각한 혈액순환 장애가 있는 손(좌측) 검사 결과를 보여준다. 양쪽 손 모두 혈액순환에 문제가 있었다. 노란 표시는 혈액순환이 잘 되는 것을 나타내고 세모와 어두운 네모는 혈액순환 부족을 나타낸다. 우측은 적외선 자수정 매트 치료를 약 3.5개월간 받은 후 촬영한 환자의 손이다.

저체온, 체온 분포 결함 또는 체온 조절 부족은 거의 대부분의 만성 질환자들에게서 나타난다. 저체온증은 보통 만성 질환의 전형적인 조짐으로 여겨진다. 안타깝게도 학문적 의학에서는 고열 또는 발열과는 다르게 저체온증을 치료 가능한 질병으로 생각하지 않기 때문에 저체온증 진단 후에도 후속 치료가 이루어지지 않는게 일반적이다. 앞으로 더 지켜봐야 하겠지만 이는 심각하며 큰 영향을 미치는 잘못된 판단이다.

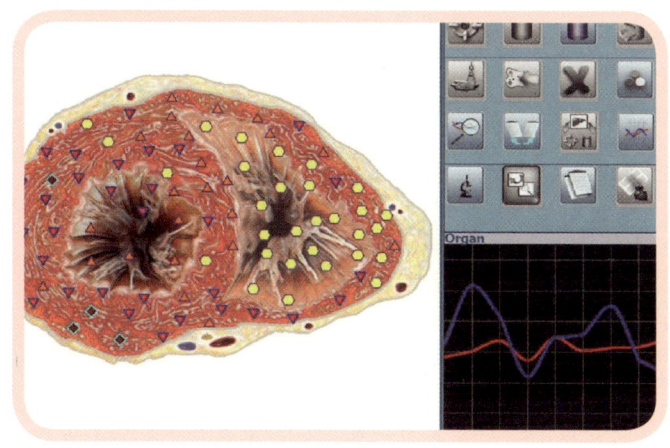

위의 이미지에서 심장 정점 횡단면, 저체온증으로 (빨간 선이 파란 선 과 일치하지 않음) 인해 심장 근육의 일부분만 식별 가능(좌측)하다.

사실 조금 과장해서 아주 단순하게 비교해 보면 명확히 알 수 있 다. 38.1~40.6℃사이 체온의 열은 일시적이며 효과적인 신체 회복 반 응으로 생각할 수 있지만 저체온증은 훨씬 더 부정적인 건강 문제를 일으키는 부적절하며 면역 체계가 무너진 결과를 나타낸다. 학문적 의학과 자연 의학 의사들이 해열제 처방을 통해 면역 체계가 스스로 힘을 기르는 것을 저해한다는 것을 생각해 볼 수 있다. 콜로이드 실 버(colloidal silver)와 같은 "대안적" 치료 역시 마찬가지이다. 이런 제 제가 효과적이지만 지속적으로 사용할 경우 면역 체계를 약화시키고 결국 자체 체온 조절을 억제해서 발열 대응 능력도 억제하게 된다.

2.4 저체온 관련 증상 및 질병

　혈액 순환 저하, 영양소, 산소 공급 문제, 제산 및 해독 저하와 연관이 있기 때문에 저체온증은 많은 질병이 유발될 수 있는 이상적인 환경을 구축한다. 오랫동안 자연 요법 의사는 신체 혈액순환을 향상시키기 위한 열 치료와 조치를 활용해 이런 원칙을 적용해 왔다. 단순한 문제임에도 불구하고 이런 원칙은 안타깝게도 주로 간과되고 있다. 요즘 감기를 낫게 하려고 목에 따뜻한 스카프를 두르고 따뜻한 차를 가지고 침대에 누워 있을 수 있는 시간이 있는 사람이 몇이나 될까? 다음은 저체온증으로 인해 발생하는 증상과 질병이다.

· 감기	· 안구 건조, 시야 혼탁	· 섬유 근육통
· 피로	· 건조한 모발, 탈모	· 근육통
· 우울감	· 피부 및 점막 건조증	· 생리 전 증후군, 생리통
· 번아웃(burnout)	· 두통, 편두통	· 고혈압, 저혈압
· 집중 불능, 건망증	· 추위 또는 더위를 참지 못함	· 변비
· 알레르기, 천식	· 저혈당	· 더딘 상처 치유
· 관절염, 관절증, 관절 통증	· 성욕 감퇴	· 수종, 부종
· 차가운 손발, 레이노 증후군	· 발기부전	* 암
· 불안감, 공황 증세	· 체중 감소	* 치매, 알츠하이머병
· 협응 장애	· 건선	* 파킨슨병, 다발성 경화증

저체온증의 광범위한 결과에 대해서는 앞으로 다룰 것이다. 저체온증이 사소한 문제가 아니라 심각하며 중대한 결핍이라는 점이 명확해질 것이다. 체열이 부족하면 생기와 즐거움이 사라진다. 건강 문제 해결과 만성 저체온증의 원인 외에 체온을 최적의 범위로 되돌릴 수 있는 적절한 조치에 대해서도 알아 볼 것이다.

2.5 중심 체온이란?

체온을 살펴보고 있지만 사실 우리가 말하는 체온은 머리와 몸통의 중심(core) 체온을 의미한다. 칼 레인홀드 어거스트 분더리히(Carl Reinhold August Wunderlich, 1815~1877)는 25,000명의 체온을 약 백만 번 측정한 뒤 평균 체온이 37℃라는 사실을 발견했다. 물론 인종, 성별, 측정 시간 및 계절에 따라 차이는 있었다. 오늘날 생리학 책에서는 정상 체온을 36.1~37.1℃로 정의한다. "오늘날 사람들에게 기대되는" 측면에서는 이 값이 정상이지만 건강한 사람에게서 자연스럽거나 최적은 아니다. 아프거나 쇠약한 것이 오늘날 일반적이지만 이런 상태를 자연스럽다고 하는 것은 최적의 건강을 위한 전제조건을 무시하는 것이다. 오늘날 사람들의 체온이 180년 전의 일반적인 체온보다 최소 0.5℃ 낮다고 생각해 볼 수 있다.

체온 0.5℃ 소실은 지난 50년간 일본 대중들의 체온이 0.5℃ 하락한 것을 관찰한 일본 과학자 이시하라 유미(Ishihara Yumi) 박사의 통계 평가와 일치한다. 이런 통계를 통해 전체적인 체온 하락을 확인해 볼 수 있지만 우리는 저체온증이 개인에게 미치는 구체적인 영향을 집중적으로 살펴봐야 한다. 가장 통찰력 있는 통계도 여러분이 만성 저체온증을 경험하고 있다면 아무 의미가 없다. 그렇지만 통계는 정치적 결정 또는 의학적 방향성이 공중보건에 대해 어떤 경향을 보이는지와 영향을 미치는지 알려 준다.

2.6 "표준"값과 표준 값의 중요성

그렇기 때문에 표준 값이 계속 변한다. 예를 들어, 10년 전 호모시스테인 값 8-16 µmol/L이 "정상"으로 여겨졌지만 지금은 대부분의 실험실이 6-10 µmol/L을 "정상"으로 정의한다. 혈당 수치의 경우는 책임 당사자의 의도에 따라 상황이 전혀 다르다. 예를 들어, 콜레스테롤 안전 기준이 지난 몇 년간 계속해서 낮아졌다. 그 결과 80%의 일반 대중의 콜레스테롤 수치가 치료가 필요한 "위험한" 정도의 높은 수준이 되었고 갑자기 "아프고 위험한" 환자 수가 심각하게 증가했고 특정 의약품의 판매가 급증했다. 콜레스테롤 강하제 또는 스타틴

이 수년간 "베스트셀러" 또는 "블록버스터"가 되었다.

환경적 독소 및 방사선 가이드라인에서는 정반대 접근법을 채택했다. 대중들을 안심시키고 아직도 청정하고 방사선이 없는 환경에서 살고 있다는 환상을 심어주기 위해 정상 수치가 기존의 10배로 상승했다. 물론 행동을 바꾸지 않고 이런 높은 수치 (증가 전 수치 기준집에서) 문제를 해결할 수 있다는 점을 보여주었다. 이는 2011년 후쿠시마 원전 사고 직후 발생했으며 이 문제에 대해 연구해 볼 수 있다.

36.7~37.3℃의 비교적 좁은 범위 내에서 최적의 체온이 달성되었다. 다른 온도 차이는 발열 또는 저체온 경향을 보였다.

2.7 발열과 저체온증의 중요성

몇 주 동안 체온이 38.1℃였다고 말한다면 모든 의사가 여러분의 말에 귀 기울여 줄 것이다. 일시적인 체온 상승이 허용 가능하지만 의사라면 누구라도 조치를 취하거나 지속적인 고열의 원인을 찾으려고 한다. 하지만 몇 주 동안 계속된 36℃ 이하의 저체온과 차가운 손발에 대해 얘기할 경우 상황은 전혀 달라진다. 의사는 대부분 어깨를 으쓱하고 수면 양말을 신으라는 말과 함께 여러분을 돌려보낼 것이다.

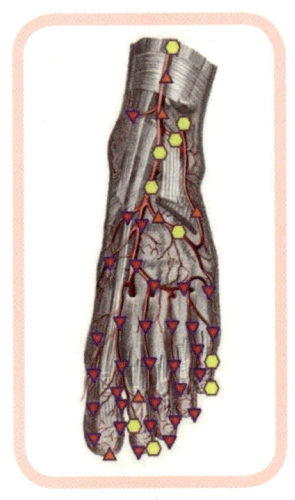

옆의 이미지는 저체온증 또는 차가운 발을 나타내는 발 동맥의 혈액순환 장애를 (모서리가 파란색의 삼각형) 보여준다. 노란색 표시는 정상 혈액순환을 나타낸다.

학문적 의학에서는 이런 임상적 증상의 중요성이 크지 않은 저체온이 아닌 발열에 집중한다. 저체온증은 더 심각한 질병이다. 심각하고 완전히 "통제불능" 상태가 아니라면 발열은 신체의 적절한 면역체계 기능과 활기 있는 신체 기본 조건을 바탕으로 한 활발한 신체 반응이라고 여길 수 있다. 신체는 발열이 가능하며 그렇기 때문에 교정 조치가 가능하다. 물론 예외도 있으며 이 점을 잘 기억해야 한다.

발열은 항상 우리 몸의 학습 과정이다. 면역체계는 병원체 대응 방법을 배우고 식별 가능한 특징을 기억하고 이후 대응을 위해 훈련한다. 열이 심각하게 오르는 아이들이 금방 열이 내리는 것을 통해 이런 사실을 확인해 볼 수 있다. 이후 아이들이 단기간에 힘과 에너지를 되찾는 "재정비" 단계가 나타난다.

발열과 반대로 저체온은 건강하거나 자연스러운 상태가 아니다. 질병을 일으키고 신체적·심리적 다양한 증상을 나타내는 무수한 기능 장애를 유발한다. 하지만 전혀 정상적이지 않은 저체온증이 점차 일반적인 상황이 되어가고 있다. 내 환자 중 70%가 저체온증으로 확인되었다. 저체온증은 아픈 상태로 더 이상 학습을 할 수 없는 취약한 면역체계를 나타낸다.

저체온증은 병원체와 만성 감염 확산의 환경과 전제 조건을 구축한다. 그렇기 때문에 학문적 의학에서 생각하는 "사소한 죄"가 아니라 건강 저하와 세포사의 징후이다. 수면양말을 신는 것은 저체온증의 적절한 치료 방법이 아니다.

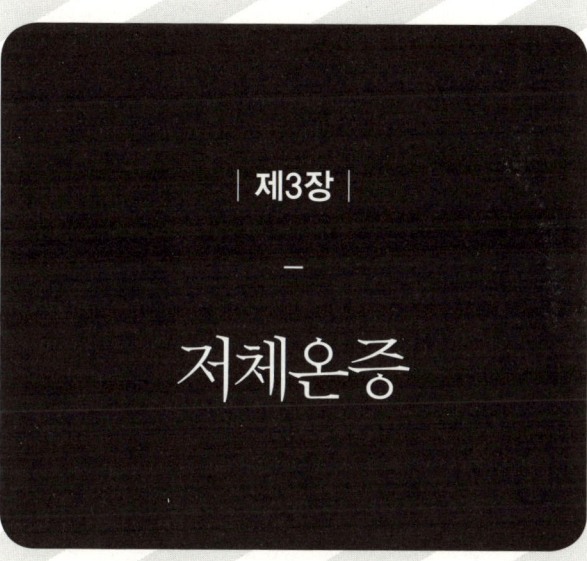

| 제3장 |

–

저체온증

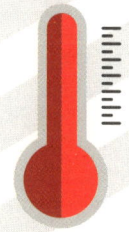

37°C

Ideal Body Temperature for Optium Health

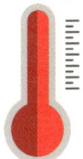

3.1 21세기에 만연한 저체온증

　인간 자신이 저체온증을 유발하는 조건을 만들었다. 우리 생활 방식, 특정 식품 및 음료 선호에서 저체온증의 원인을 찾아볼 수 있다. 다른 원인은 첨가물을 넣은 식품 제조를 통해 우리 삶을 지배하는 식품 업계와 제약 업계의 관행에서 찾아 볼 수 있다. 기존의 의학 분야는 제약과 첨단 의약품을 통해 치료하지 못할 병이 없다고 말한다. 이는 전혀 사실이 아니다. 감염성 질환은 줄고 있지만 만성 질환은 증가하고 있다. 추위로 인해 악화된 만성 · 경화성 질환이 오늘날의 전염병이라고 할 수 있다. 우리는 이 범주에 속하는 장애에 관해 이미 알고 있다.

궁극적으로 저체온증은 차갑고 인정 없고 냉담해진 사회의 표현이기도 하다. "저체온 전염병"의 원인에 관해 설명해 보고자 한다.

3.2 저체온증의 원인

3.2.1 백신과 의약품

많은 사람들은 돌이 되기 전부터 백신 접종을 받는다. 의사, 정치인 그리고 당연히 제약 업계는 이를 절대적으로 필수 요소라고 묘사한다. 일부 의사들은 공식 가이드라인 준수의 엄청난 압박을 받기 때문에 자녀에게 백신 접종을 시키지 않는 부모는 병원에서 치료를 거부 당할 위험에까지 처해있다. 자녀에게 백신을 접종시키지 않기로 결정한 부모는 자주 다른 부모와 유치원, 아이 친구들 등으로부터 압박과 괴롭힘을 당한다. 그렇지만 백신 접종을 지지하지 않지만 아이의 행복을 위해 최선을 다하는 많은 의사, 자연 요법 의사, 부모들이 있다.

백신으로 인한 어린이 피해 사례 보고가 있으며, 안타깝게도 사고가 드물지 않게 발생하고 있다. 학문적 의사와 다른 시각으로 인간을 바라보는 많은 의사와 자연 요법 의사는 백신이 신체가 스스로를 조절할 수 있는 능력을 저하시키고 면역체계를 약화시킨다는 데 의견을 같이 한다. 내가 운영하는 병원에서 "백신 손상"으로 인해 건강했던 영유아가 질병에 걸리고 백신 접종 직후 평생의 장애를 가지게 되는 것을 목격했다.

이런 비극을 목격하는 것은 가슴 아픈 일이다. 백신은 심각한 손상을 일으킬 뿐 만 아니라 다양한 알레르기, 음식 알레르기, 행동 장애, 자폐증, 과잉 행동, 알츠하이머병, 기타 증후군과 증상의 원인이 된다. 독성 문제, 신경 및 장기 손상 외에 저체온증 역시 백신과 관련되어 있다.

백신은 일반적으로 감염과 발열 질환을 예방한다. 주로 냉각 금속 (예를들면, 첨가제 티메로살 또는 티오메르살, 알츠하이머 발병에 영향을 미치는 것으로 의심되는, 몇 년간 사용되고 있는 알루미늄 또는 수은 화합물)을 포함하고 있는 백신의 보존제 외에도 백신은 신체를 차갑게 만드는 효과도 있다. 에너지적 관점에 따른 간단한 접근법을 통해 이런 과정에 대해 살펴 볼 수 있다. 냉각 물질은 발열 질환 또는 발열을 제한하고 예방하기 위해 필요하다. 발열 질환에 효과적인 백신은 차갑게 만드는 특징이 있다. 백신은 영구적으로 체온 상승을 저해하는 장기적 냉각제라고 볼 수 있다.

발열과 관련된 신체적 현상을 저하, 완화 또는 예방하는 의약품 역시 마찬가지이다. 여기에는 코르티손제, 항히스타민제 또는 해열제

(소염제)와 같은 염증 치료제, 진통제, 아스피린, 항생제 등 다양한 일반 의약품이 포함된다. 과거 "표준 처방"에 포함되어 있던 일반 의약품도 억제 또는 냉각 효과가 있다. 예를 들면, 베타 차단제(beta-blocker)와 같은 혈압약, 콜레스테롤 강하제, 기분 전환제(항우울제)가 있다.

위에 기술한 백신과 의약품이 면역체계의 활동에 미치는 영향 외에도 이런 의약품은 체온 조절 또는 면역 체계의 염증 "학습 효과"를 저해한다. 평생 동안 자체 체온 조절과 발열 반응이 항상 저해될 것을 학습한 신체는 건강한 발열 반응을 보일 수 없거나 취약한 발열 반응을 보일 수밖에 없다. 많은 내 환자들이 지난 몇 십 년 동안 "적절한" 38.9℃ 이상 또는 최소 38.1℃ 이상의 발열이 있었던 적을 기억하지 못했다. 건강하고 강력한 발열 반응의 "체온 상승"이 미미한 37.5~38℃ 수준이었다.

발열 반응이 부재한 이런 현상이 광범위하게 나타난다. 부모님으로부터 이야기를 들어 아직 기억하고 있듯이 건강하고 튼튼한 면역 체계는 항상 짧게 하루 이틀만 지속된 후 짧은 완화 또는 회복기를 거쳐 활기를 되찾고 "재정비"된 신체 상태로 되돌아온다. 열이 40℃ 또는 41℃까지 오를 경우 모든 병원체를 죽이기 때문에 고열은 적절한 기능을 수행하는 것이다. 체온 상승(약 1℃ 상승)이라고 부르는 조절을 통해 수주간 지속되는 발열을 경험하는데, 이는 병원체로 인해 발생되는 문제를 효과적으로 약화시키지는 못한다. 쓸모없는 미미한 발열 반응에 따라 발생하는 낮은 에너지의 열은 인체를 약화시키고 피곤하게 만든다. 신체의 체온 조절은 일반적으로 섭취하는 의약품으로 인해 제한되고 심각하게 저하된다.

오늘날 가장 일반적인 의약품이 저체온증을 유발한다. 설상가상으로 저체온증과 이로 인한 증상 또는 질병을 애초에 저체온증을 유발한 것과 유사한 다른 의약품으로 치료한다. 그렇기 때문에 처음에 문제를 야기한 의약품으로 이전 의약품의 효과를 억제하려는 시도를 하게 된다. 불에 기름을 붓는 격이라는 표현이 적절한 비유는 아닐 것이다. 동상을 얼음으로 치료하면서 나아지기를 기대하는 것이 좀 더 정확하다고 볼 수 있다. 문제를 전혀 개선하지 못하는 이런 접근법이 실패했다는 사실은 환자의 질병 경과를 통해 확인해 볼 수 있다.

이런 의약품은 해결책이 아닌 문제의 일부이다. 질병 유발에 어느 정도 책임이 있는데 이제 와서는 문제 해결을 위해 사용되고 있다. 다음은 저체온으로 인해 발생한 증상과 질병 치료를 위해 처방된 의약품들이다.

· 항히스타민제, 코르티손제	· 천식 치료제
· 제산제	· 이뇨제
· 어지럼증 치료제	· 완화제, 진경제(항경련 제)
· 항염증제	· 치질 치료제
· 항생제	· 두통약
· 항우울제	· 호르몬제
· 식욕 억제제	· 수면제

3.2.2 탐닉의 독

우리 체온을 낮추는 또 다른 범주가 있다. 바로 우리가 매일 일상에서 소비하는 일반적인 탐닉의 독이다. 이름에서도 알 수 있듯이 이런 확실한 독성이 있는 물질의 소비는 탐닉의 쾌락을 제공한다.

첫 번째는 흡연이다. 흡연 방법은 담배, 시가, 파이프 담배 또는 최근 몇 년간 건강한(?) 대안으로 전파되고 있는 전자 담배(vaporizer) 여부에 관계없다. "엄마의 젖 대안"으로 빠는 구강 만족 외에 흡연의 짜릿함은 들이마시는 독성 물질에 있다. 연기 또는 증기에 있는 니코틴이 혈관을 수축시키고 혈액순환을 저하시킨다. 혈액이 영양소와 산소 외에 열을 전달하기 때문에 혈관이 수축할 때마다 추위를 느낀다. 손발이 차가운 많은 흡연자들이 혈액순환 문제를 경험한다. 흡연과 관련된 두 번째 요소로 흡연은 담배가 연소될 때 배출되는 수천 가지의 독성 물질로 인해 오염을 유발하고 세포의 발전소인 미토콘드리아의 에너지 생산을 막는다.

니코틴 함유 냄새를 포기함으로써 이런 독성을 피할 수 있다고 생각하는 전자담배 흡연자들은 다시 한번 생각해 봐야 한다. 앞으로 이런 담배가 유발하는 장기적인 손상에 대해 알게 될 것이다. 전자담배가 맹렬하게 시장에서 입지를 구축하고 있으며 흡입한 증기는 유익하지도 않고 건강한 대안도 아니다. 화학 혼합물이 체내에서 유해한 반응을 일으킨다. 이 역시 문제를 문제로 해결하려고 한 사례이다.

술을 포함해 다른 약도 체온 조절에 영향을 미치고 소비하는 양과 빈도에 따라 저체온증에 기여하거나 이로 인해 저체온증이 발생할 수도 있다. 술은 체내에서 반대 효과를 가져올 수 있다. 적당히 마시면 몸이 따뜻해지고 혈관이 확장되어서 따뜻해지는 효과를 느낄 수 있다. 그렇지만 과음할 경우 심각한 열 손실로 인해 냉각 효과가 나타난다.

3.2.3 차가운 음식과 음료

우리 몸에 좋고 유익한 음식에 대해 많은 오해가 있다. 그 결과 다양한 식습관 및 식이요법 가이드라인이 등장했다. 야채만 권장하는 가이드라인도 있고 야채부터 육류까지 다양한 음식을 먹을 것을 권하는 가이드라인도 있다. 최대한 날음식을 권하는 사람도 있고 소화가 쉽기 때문에 조리된 음식을 먹을 것을 권하는 사람도 있다.

지난 30년간 수천 명의 환자들을 보아온 결과를 2013년 TAS에서 출간한 저서 "Die Säure des Lebens"에서 기술했다. 따뜻한 수프와 몸을 따뜻하게 해주는 음식을 먹고 따뜻하게 할 것을 강력하게 권했다. 체질, 나이, 운동 등 몸을 따뜻하게 만드는 개인적 요건이 다르기 때문에 개인의 상황 역시 고려되어야 한다. 헬스 트레이너, 건설 근로자 또는 우체부와 같이 신체 움직임이 이미 많은 직업은 오랫동안 앉아서 작업하는 "직업적으로 생각하는 사람"보다 열을 덜 내는 음식을 먹어도 된다.

전 세계 많은 식이요법 전문가들이 추천하는 식재료와 식습관 가이드라인이 있음에도 불구하고 음식과 음료의 섭취는 대중적인 식습관에서 거의 고려되지 않고 있다. 이는 특정 식습관을 신체가 견딜 수 있을지 여부를 결정하는 중요 요소이며 절대로 간과되어서는 안 되는 요소이다. 무엇인지 예상되는가? 바로 소화 기관의 작동 온도이다.

우리가 섭취한 모든 음식이 제대로 소화되기 위해서는 체온이 이상적인 온도가 되어야 한다. 체온과 동일하게 음식 또는 음료를 데우기 위해서는 에너지가 필요하고 이는 신체 내부 환경을 차갑게 만든다. 0.5리터의 애플 스프리처(사과맛 탄산음료-역주)를 실온 20℃에서 체온 37℃로 높이기 위해서는 많은 에너지가 필요하다. 냉장고에서 꺼낸 애플 스프리처의 온도를 약 28℃ 높이기 위해서는 더 많은 에너지가 필요하다. 0.5리터 음료의 온도를 27℃ 올리는 것은 쉽지 않은 일이다. 우리 신체는 온수기 또는 난로 없이 음료를 가열해야 한다. 추가 열에너지를 우리 신체 장기 내에서 얻어야 하기 때문에 이를 위해서는 충분한 체열이 필요하다.

미국에서는 식당에 가면 모든 종업원이 얼음 물을 가져다준다. 이런 식사 전 이 이상한 행동에 동참한다면 물 한 잔을 1℃에서 37℃로 데우기 위해 엄청난 노력을 해야 한다. 물 한 잔을 냉장고에서 꺼내서 손으로 37℃까지 따뜻하게 만들려면 이것이 얼마나 더디고 손에서 얼마나 많은 열이 빼앗기는지 쉽게 알 수 있다. 이런 실험은 위장에서 어떤 일이 벌어지는지 알려준다. 이 차가운 음료가 위에서 얼마나 많은 열을 빼앗아가고 이로 인해 다른 장기(장, 폐, 심장, 췌장, 간)에서도 열이 빼앗기는지 알 수 있게 된다. 0.5리터 음료를 따뜻하게 만들기 위해 차가워진 손은 위장 주변의 장기와 같다. 장기들은 적절한 작동 온도에서 가장 효과적이다. 얼음물을 마시자마자 바로 천식이 악화되기 때문에 천식 환자들은 이 현상이 익숙할 것이다. 많은 천식 환자들이 고통을 직접 경험했기 때문에 더 이상 차가운 음료를 마시지 않는다.

솔직히 심장을 차갑게 만드는 것이 정말 좋다고 생각하는가? 최적으로 기능하고 있는 췌장과 뛰어난 소화 효소를 저해하기를 원하는가? 완전히 작동하는 결장(대장의 일부) 없이 살 수 있는가? 그리고 천식 환자들의 경우, 폐에 최적의 산소를 공급해 주지 않고 살 수 있는가?

안타깝게도 보건 전문가의 관점에서 안타까운 습관이 독일에서 나타나고 있다. 아침에 차가운 우유에 섞은 콘플레이크 또는 뮤즐리(시리얼 종류)와 냉장고에서 꺼낸 오렌지주스를 "건강한" 아침 식사라고 대부분 생각한다. 특히 젊은이들은 탄산음료, 물, 과일 주스, 과일 스프리처, 아이스티, 차가운 맥주를 하루 종일 마실 것이다. 식당에 가서 보통 마시는 메뉴에 있는 차가운 음료가 아니라 차나 따뜻한 레모네이드와 같은 "따뜻한 음료"를 (식사 후 에스프레소는 제외) 주문한 적이 있었는가? 보통 전채요리로 수프, 쇠고기 수프, 부용(bouillon) 또는 야채수프를 먹는가? 물론 그렇다. 우리 조상들과 조부모들은 아시아 부모들이 그렇듯이 이 사실을 알고 있었다. 우리 위장은 37℃에서 최적으로 기능하기 때문에 위장이 따뜻한 사람은 소화를 더 잘 시킨다.

나를 포함한 뮌헨 시민들은 매년 완전히 통제 불능 상태의 옥토버페스트(Oktoberfest)에서 진행되는 식이요법 의식을 지켜볼 수 있다. 소화가 잘 안 되는 닭, 오리 또는 족발(pork hock)을 먹기 전에 옥토버페스트를 찾은 사람들은 먼저 보통 차갑게 제공되는 맥주 한 잔으로 배를 채우게 된다. 당연히 식사는 소화가 되지 않고 속이 더부룩한 채로 위장에 남아 있다. 다행히 슈냅스(schnapps) 한두 잔을 마시고 위의 감각을 더 무디게 만들어 위가 더부룩함을 더 느끼지 못하게 할 기회가 있지만 이들은 다시 맥주를 더 마신다. 소화 과정이 완전히 무시된다. 옥토버페스트에서 이렇게 먹는 것을 자주 "즐길" 수 없다는 점이 다행이다. 옥토버페스트는 예외적인 경우이다.

안타깝게도 지금부터 이야기하는 내용은 예외적이지 않다. 우리는 매일 약 2~3리터 정도의 수분을 섭취한다. 대부분의 사람들이 차갑거나 얼음을 넣은 음료를 일상적으로 마신다. 사람들은 수년 또는 수십 년간 차갑거나 얼음을 넣은 음료를 마셔왔다. 앞에서 꼽은 원인과 더불어 차가운 음료는 체온 하락에 큰 영향을 미친다. 위에서 언급한 것과 같이 효소 반응은 특정 온도에서만 나타난다. 충분한 위산과 펩신과 같은 소화제 외에 위장은 섭취한 음식을 최적으로 분해하기 위해 적절한 온도를 필요로 한다. 차가운 음료 섭취는 "최적의 온도"에 도달할 때까지 소화관의 소화과정을 중단시킨다. 소화 과정 중에 차가운 물을 마시면 어떻게 소화가 중단되는지 알고 싶다면 차가운 물로 파스타 물을 끓이는 것을 상상해 보면 된다. 훨씬 조리 시간이 오래 걸린다. 마찬가지로 계속해서 소화 과정을 방해하는 차가운 음료를 마시면 소화에 도움이 되지 않는다. 이 외에 애플 스프리처, 물 또는 차가운 맥주를 한 잔 마셨을 때 위산은 희석된다. 소화 효소 중단과 위액 희석은 건강에 안 좋은 끔찍한 결과를 가져온다.

어떤 결과가 나타나는가? 위장에 음식이 너무 오래 머물 경우 음식에 탄수화물 또는 단백질 함유 여부에 따라 음식이 발효되거나 부패한다. 트림과 위산 역류가 나타나 식도에 손상을 줄 수 있다. 더 역류할 경우 자극이 발생할 수도 있다. 이런 가스가 올라올 때, 성대와 목-목구멍 부분에 염증이 생긴다. 그 결과 목이 쉬고 계속해서 따끔거린다. 이런 발효, 부패 가스로 호흡을 할 경우 천식 또는 만성 기관지염을 일으킬 수 있다. 실제로 이런 일이 자주 발생한다. 특히 맥주나 다른 종류의 차가운 음료를 곁들여 저녁을 먹을 경우 마시고 몇 시간 뒤 발효 가스가 만들어 지며 자는 동안 이 가스로 숨을 쉬고 호흡기관에 염증을 일으킬 수 있다. 위산이나 체열 부족으로 인한 위장 기능 저하 역시 천식을 유발할 수 있다.

또한 산성증이라고 하는 조직의 과산성화가 나타날 수 있다. 위산 부족은 체내 과산성화로 이어진다. 위산 부족과 조직 내 산(acid) 부족을 혼동해서는 안 된다. 많은 사람들이 최고의 알칼리 식단도 위산 부족 시, 산성 대사작용을 한다는 사실을 모른다. 그렇기 때문에 날음식 애호가들에게서 날 것의 차가운 음식 섭취하고 이로 인해 유기물질이 빠르게 소화되어 조직이 과산성화 되는 심각한 조직 산성증을 자주 경험한다. 날음식을 가장 잘 소화할 수 있는 사람은 누구일까? 날음식은 몸이 따뜻하고 직업적으로 운동을 많이 하며 체내 "열"이 충분히 있는 에너지 넘치는 신체 구조의 사람들에게 가장 적절하다. 날

음식과 채식(vegan) 요리 서적의 저자들을 살펴보면 대부분의 날음식 지지자들은 뜨거운 "소화 열기"가 있는 젊고 역동적인 성격의 사람들이다. 이런 사람들에 해당하지 않는 경우 식단에서 익히지 않은 재료 사용과 날음식을 주로 먹거나 날음식만 먹는 것을 제한할 것을 권한다.

차가운 위장으로 인한 또 다른 부정적인 결과는 즉각적으로 나타나지는 않지만 장기적으로는 심각한 문제인 필수 영양소 부족이다. 영양소, 비타민, 무기질, 아미노산, 미량원소 공급 부족이 항상 쉽게 진단 가능한 질병의 원인은 아니다. 안타깝게도 사람들이 좋은 영양가 있는 음식을 먹을 때 이런 일이 발생한다. 문제는 이런 영양소의 흡수와 결핍에 있다. 원인은 소화 기관이 차갑고 위액이 부족하기 때문이다. 아유르베다 요법(Ayurvedic medicine)과 중국 전통 의학에서는 이를 위장, 장, 췌장에 열기가 부족한 소화열 부족이라고 한다. 수천년의 역사를 가진 이 두 가지 전통 치료법은 날음식을 추천하지 않는다. 대신 소화가 더 쉽고 잘 조리된 음식과 신선도가 낮고 날 재료를 덜 사용한 음식을 추천한다.

차가운 음식도 차가운 음료와 마찬가지이다. 냉장고에서 꺼내자마자 먹는 모든 음식이 우리 몸을 차게 만든다. 특히 잘 씹지 않고 삼킨 음식은 소화기관에 찬 기운을 전달한다. 예를 들어, 요구르트, 캐피어(kefir), 커드(curd), 모든 종류의 푸딩, 스푼으로 바로 떠먹을 수 있는 음식과 스무디, 과일즙, 주스가 있다. 또 어떤 음식이 냉장고에 있는가? 오이, 사과, 오렌지, 열대과일, 수박, 캔털루프(cantaloupe), 허니듀 멜론과 같은 식품들은 다섯 번만 씹고 삼킬 수 있다. 모든 음식은 충분히 씹고 침과 많이 섞여야 한다. 오랫동안 잘 씹으면 음식이 따뜻해지고 분쇄되어 최적으로 침이 섞인다. 소화과정을 이미 입에서부터 시작할 수 있다.

냉장고에서 바로 꺼낸 쉽게 알 수 있는 음식 외에 영향을 미치는 두 번째 요소가 있다. 이 요소는 음식 고유의 발열 특성과 관련되어 있다. 중국 전통 의학(TCM)과 아유르베다 요법은 이런 상관관계를 인지하고 있었으며 건강 예방 조치와 치료 과정에 활용해왔다. 중국 전통 의학은 음식과 체온의 관계를 인지한다. 몸을 시원하게 만드는 음식은 열을 낮추기 위해서 사용하고 따뜻하게 만드는 음식과 향신료는 추위와 기력이 쇠한 경우에 좋다.

다음은 몸을 차갑거나 시원하게 만드는 식품이다.

과일

사과+	라즈베리++	미라벨++
바나나+++	엘더(elder)+	오렌지++++
배++	허니듀 멜론++	Pieplant++++
파인애플+	커런트++	구스베리++
블랙베리++	감(kaki)++++	수박+++
딸기++	키위++++	레몬, 라임+++
자몽+++	귤++	
블루베리++	망고++	

야채/샐러드

조류	얼음 양상추++	애호박++
아티초크	꽃상추++	블랙 살시 파이++
가지++	오이++	셀러리 뿌리++
느타리버섯++	크레스++	셀러리 줄기++
아보카도+++	후추++	아스파라거스
콜리플라워+	적환무++	콩나물(sprouts)++
브로콜리++	무+	시금치++
버섯++	루콜라++	토마토+++
배추++	그린 샐러드++	

어류

조류 ++++	캐비아++	문어++
굴++	게++++	

향신료

보리지++	크레스++	루콜라++
타라곤++	민들레++++	
처빌++	페퍼민트++	

콩류

버터빈++	녹두+++	대두++
리미콩++	강낭콩++	

육류

오리+	멧토끼(hare)++
거위	굴토끼(rabbit)++

생명 에너지가 없는 음식 섭취는 우리 몸의 에너지를 감소시키고 저장된 에너지를 소모시킨다. 음식은 단순히 식욕을 만족시키는 것이 아니다. 음식의 역할은 영양소를 공급하는 것 이상이다. 음식은 에너지와 빛을 전달한다. 그렇기 때문에 에너지가 풍부하며 생기가 넘치는 음식이 우리에게 한 마디로 빛의 속도로 힘을 불어넣어 준다. 에너지 전달은 눈 깜짝할 사이에 이루어지는데 영양소가 분해되고 흡수되고 체내에 전달되기 훨씬 전에 이를 느낄 수 있다. 아쉽지만 많은 사람들이 죽은 것과 마찬가지인 생명 에너지가 적은 음식을 섭취한다. 이런 관점을 이해하거나 인지하지 못하는 식품 업계에게 이런 개념은 완전히 새로운 것이다. 음식이 정보와 빛을 전달한다는 개념을 설명하면 대부분의 식품공학자는 여러분을 가련하게 쳐다볼 것이다. 이런 개념이 난해하고 말도 안 된다고 생각할 것이다. 물질의 세계에서는 재료의 수량과 농도, 칼로리만이 중요하다. 식품 업계는 주로 매출, 수익, 광고 전략에만 집중하며 이는 사실 식품 가공을 의미한다. 광고에서 신선함과 "천연의 순수함"을 말하겠지만 실제로는 이런 신선함과 천연은 가공이 불가능하다. 업계의 유일한 목표는 수

익의 극대화이다. 건강 요소는 더 많은 제품의 구매를 유도하기 위한 효과적인 슬로건에 불과하다.

식품 업계는 구성, 유전적 구조, 식품 정보를 균일화, 살균, 보존, 변경하고 제품의 맛과 모양을 향상시키기 위한 수천 가지의 물질을 추가한다. 업계는 이 모든 과정이 식품을 오염시키고 결국 파괴한다는 사실을 받아들인다. 물론 식품 업계가 이 이야기를 우리에게 할 수는 없다. 광고 슬로건으로는 "치료"나 "자연을 담은"과 같은 이야기를 한다.

많은 소비자들이 고온 또는 전자레인지에서 식품을 가열한다. 결국 우리 몸에서 기운과 열을 빼앗아가는 음식이 되고 만다. 음식은 에너지 균형을 강화하는 음식 또는 기운을 앗아가는 음식 두 가지로 나눠 볼 수 있다. 자신을 속이지 말아야 한다. 모든 소화 과정에서 에너지가 소모된다. 에너지 취득 또는 손실 여부는 식품과 고유의 에너지에 달려 있다. 에너지가 주를 이룬다면 우리 몸은 에너지를 얻을 것이다.

식품은 식품 업계의 가공 과정을 통해 생기를 잃지만 조리, 굽기, 튀기기 또는 냉동을 통해서도 생기를 잃는다. 결국 에너지 균형은 우리 신체가 음식을 통해 얻는 에너지보다 식사의 소화와 분해를 위해 사용되는 에너지가 더 많을 경우 마이너스가 될 것이다.

음식의 품질 외에 이전에 언급한 에너지 균형에 영향을 미치는 다른 요소에는 무엇이 있을까?

답은 바로 소화기관의 능력이다.

위장부터 시작해보자. 음식을 잘 씹고 침을 잘 섞으면 효소 분해가 입에서부터 시작된다. 그 다음에 음식은 위장으로 이동한다. 충분한 위산 공급은 소화 과정을 지속시킨다. 소화기관은 여유 있고 부교감 신경 감정 상태에서만 "활성화"되기 때문에 먹을 때 조용하고 여유 있는 분위기는 충분한 위산 생산에 있어 중요한 요소이다.

약 37℃의 충분한 체온을 통해서만 신체가 그런 여유로운 상태가 될 수 있고 저체온은 스트레스를 유발한다. 신체는 음식을 소화하기 위해 필요한 위산 생산 촉진 호르몬인 가스트린(gastrin)을 필요로 한다. 다음 단계에서는 소화 효소(췌장에서 분비)와 소화관에서의 담즙(간에서 분비)의 질이 소화를 결정한다. 장기가 순조롭게 기능하는 것을 방해하는 많은 요소가 있다. 내가 저술한 "Die Saure des Lebens"에서 이 내용에 대해 자세히 다루고 있다. 그렇지만 한 가지 확실한 사실이 있다. "작동 온도"가 아니라면 위장, 소장, 대장, 간, 췌장과 같은 모든 장기가 최대 기능을 할 수 없다.

날음식이나 야채 또는 채식 식단이 특효약이 아니다. 가열한 음식이나 동물성 식품 역시 높은 에너지를 제공할 수 있다. 자연 특성, 조리 방법, 조리에 쏟는 애정이 (이후에 설명 예정) 매우 중요하다.

물론 풍부함, 토양 조성, 성숙도 역시 식품의 질에 중요하다. 식물이 쬐는 태양 방사가 과일 또는 야채가 익는 것에 직접적인 영향을 미친다. 빛, 특히 더 많은 적외선을 흡수할 경우 식품이 더 많은 활력를 제공하고 건강에 더 좋다는 것을 의미한다. 태양에서 얻은 빛과 열은 중요한 요소이다. 인체, 동식물이 접하는 열의 50%가 적외선 열이다. 이 내용은 이후에 더 자세히 다루겠지만 한 가지만 설명하자면 태양에서 방출되는 적외선은 우리 몸에 치유 효과를 제공한다. 몸을 따뜻하게 해주고 우리 몸 깊이 침투하고 몸속부터 치유한다.

햇빛과 적외선 열을 충전한 사료가 가축에게도 좋다. 양질의 천연 목초지 사료는 동물 신체 구성을 크게 변화시킨다. 이 외에 동물이 가치 있는 건강한 삶을 살기 위해서 반드시 햇빛에 노출되어야 한다. 동물성 식품의 질은 이런 자연주의를 통해 표현된다. 햇빛도 충분한 공간도 확보되지 않는 우리에만 갇혀 있고 밖에 나가지 못하는 동물은 건강을 잃고 그로 인해 소비자는 양질의 동물성 식품을 누리지 못하게 된다.

3.2.4 현대 사회의 생활습관

앉아서 생활하는 탓에 신경과 감각이 지속적으로 과도하게 자극되기 때문에 신체와 정신의 불균형이 발생한다. 안타깝게도 대부분의 사람들이 하루 종일 사무실 의자, 자동차, 소파에 앉아 있거나 컴퓨터, 텔레비전 앞에 앉아 시간을 보낸다. 쓰지 않으면 녹슬게 되어 있으며 이는 체열에도 영향을 미친다. 머리를 쓰는 직업을 가진 사람들은 대부분의 에너지가 머리로 모여서 보통 머리가 따뜻하거나 뜨겁다고 느끼기 때문에 이 의견에 동의하지 않을 수도 있다. 그렇지만 이들의 신체는 두뇌 활동 중 움직이지 않기 때문에 계속해서 차갑다. 움직이면 혈액순환이 좋아진다. 혈액순환이 잘 되는 것은 몸 전체가 따뜻해지는 데 기본 조건이다. 잘 움직이지 않아서 발생하는 일반적인 건강 문제로는 차가운 발과 앞에서 설명한 전신 저체온증과 관련된 장애가 있다.

자극적인 사회에서 신체 활동이 부족한 생활습관은 정서적으로 무뎌지거나 과체중이라는 두 가지 결과로 이어진다.

3.2.5 자극과 무딘 감정

인간으로 하여금 감정적 애착과 따뜻한 마음을 가질 수 있도록 하는데 영향을 미치는 많은 요소가 있다. 보통 아주 중요한 역할을 하는 감정적 장애의 원인은 이 책의 주제에서 벗어난다.

그렇지만 치료에서 중요하게 다루지 않으며 경시되는 이 주제와 관련된 또 다른 요소에 대해 다뤄 보고자 한다.

사실 자극과 무딘 감정은 서로 연관성이 있다. 땅과 가깝고 땅과 관련된 일을 하는 사람들은 좀 더 열린 마음으로 세상과 환경에 접근

할 수 있다. 물론 이 사실이 규칙은 아니며 다른 요소가 더 지배적인 역할을 하고 필요한 균형을 제공해 줄 수 있기 때문에 다양한 예외가 있다. 그렇지만 내가 치료를 하면서 경험한 두 가지 결론이 있다.

움직임이 적고 스트레스와 전자파로 둘러 싸인 환경의 자극적인 삶은 대사작용과 전체적인 체온 감소에 크게 영향을 미친다. 좋든 싫든 간에 선천적으로 우리는 여전히 대사 작용을 위해 충분한 움직임, 맑은 공기, 햇빛을 필요로 하는 수렵채집인이며 지면과 접촉하며 살고 있다. 그렇지만 돌아보면 우리는 오랜 진화와 많은 분야에서 문화적 개발의 역사를 이루어 왔다. 우리는 여전히 석기 시대의 조상들과 유사하게 살고 움직이며 몸과 대사작용이 작동하고 있다. 또한 유전 암호는 계속해서 전달되며 약 4,000년에 달하는 200여 세대 동안 약간의 변화만 있었다. 과학자들은 기본 유전적 각인의 변화에 약 60,000~70,000년이 소요될 것으로 추산했다. 건강하게 살기 위해서는 반드시 이런 사실을 기억해야 한다. 우리는 수렵채집인에서 기본적으로 완전히 다른 대사작용, 식습관, 호흡기 또는 체온, 특히 새로운 "자연적" 상태에 이르기까지 아직 갈 길이 멀다. (50,000~60,000년) 그렇다고 해서 많은 진전을 이루거나 지적 · 문화적 · 정신적으로 비약적인 진전을 이루지 못하는 것은 아니다.

과거 수렵채집을 거친 우리의 사고방식은 언어와 소리를 통한 정보 교환과 수렵을 위한 일부 전략적 사고 과정에 제한되어 있다. 오늘날 정보와 자극의 홍수 속에서 우리 감각 기관이 과도한 자극을 받고 에너지를 뇌로 보내고 있다. 신체에 집중하지 못하고 있다. 텔레비전을 시청하고 컴퓨터를 사용해 여가 시간을 보내거나 일을 하고 태블릿 PC와 스마트폰을 사용하고 책과 신문을 읽고 공부하고 계속해서 토론을 하거나 수다를 떨고 공상을 하면서 거의 누구도 단순하게 "그냥" 시간을 보내고 명상이나 조용히 시간을 보내거나 생각할 필요가 없는 일을 하지 않는다. 인간으로서 특성이 점차 사라지고 "존재"가 "실행과 성취"로 대체되고 있다. 자연속에서 운동하고 만들고 조각하고 깎고 정원을 가꾸는, 과도한 생각을 필요로 하지 않는 활동이 있고 이런 활동들이 우리를 휴식할 수 있도록 해준다. 그렇지만 이런 활동에 얼마나 시간을 투자하고 있나? 일주일에 두 번 조깅을 하고 두 시간을 운동하면서 자랑스럽게 생각하는 사람은 일주일에 100시간 이상을 신경과 감각을 흥분시키는 자극적인 활동을 하면서 시간을 보내고 있다는 사실을 기억해야 한다.

최근 한 환자가 자신의 와인 농장에서 생산한 화이트와인 한 병을 선물로 주면서 자랑스럽게 말했다. "와인 농장에서 일하는 것이 얼마나 편안하고 만족스러운지 상상도 못하실 거예요." "자연에 둘러싸여 있어서 소음이 없고 생각이나 말을 할 필요가 없는 포도나무 농장에서 일할 때에는 어디서보다 더 빠르게 충분히 긴장을 풀게 돼요." 꼭 와인 농장일 필요 없다. 집 테라스나 발코니에서 휴식하거나 산책을 가거나 낚시를 하면서 즐길 수도 있다.

신체 활동은 혈액 이동을 의미한다. 혈액은 근육을 수축시켜 혈관을 통해 이동하고, 이는 심장의 혈액 순환을 위한 박동 수를 줄여 심장을 이완시킨다. 혈액은 우리 몸에 영양소, 산소 및 열을 전달한다. 능동적 움직임 외에 마사지, 머리 빗기, 만져주기와 같은 수동적 움직임도 몸을 따뜻하게 만들어 준다는 사실을 우리 모두 알고 있다. 우리는 추우면 손을 비빈다. 간단히 말해 움직이면 몸이 따뜻해지고 저체온을 막을 수 있다.

이것이 무딘 감정과 무슨 관계가 있을까? 자극과 움직임 부족은 감정 분리 감각에 영향을 미칠 수 있다. 마음이 차가우면 최적의 신체 온도를 달성할 수가 없다. 사실 따뜻한 마음이 치유력의 원천이다. 감정, 따뜻한 마음, 체온 간의 관계는 멀리 있거나 난해한 개념이 아니라 지난 30년간 병원을 운영해 오면서 관찰한 결과이다. 애정과 치유의 마음 간의 관계는 적외선과 관련된 부분에서 설명할 예정이다.

3.2.6 움직임 부족과 과체중으로 인한 저체온증

움직임 부족은 보통 과체중과 관련이 있다. 다양한 원인으로 인해 과체중이 될 수 있다. 그중에 간과되고 있는 원인 중 한 가지가 저체온증이다. 저체온증은 칼로리 또는 지방 연소 감소의 원인으로 이미 확인된 표준 대사작용 비율과 대사작용을 약화시킨다. 그렇지만 신체 지능(body intelligence)과 관련해 또 다른 요소가 있다. 추위지는 것으로부터 몸을 보호하기 위해 지방층으로 차가운 몸을 데워준다. 지방 세포와 탄성 저장 지방(resilient fat stores)은 몸과 중요 장기를 보호한다. "장기들은 추위로부터 몸을 보호하고 중요 장기에 있는 얼마 안 되는 열을 보전하기 위해 마지막 지방 세포 하나까지 다 필요하다."라고 말하는 것과 같다.

불충분한 체온은 대사작용을 느리게 하고 이미 너무 낮은 체온을 유지하기 위해 저장 지방을 보호하도록 한다. 반대로 체온이 최적의 수준까지 올라가면 신체는 이상적인 체중을 회복한다.

3.2.7 환경 독소

"중금속"이라는 단어는 다양한 종류의 금속이 체내 조직에 축적되는 것을 말한다. 중금속으로는 납, 카드뮴, 비소, 니켈, 팔라듐, 백금, 그리고 특히 높은 독성의 신경독소 수은이 있다.

24시간 내에 치과 치료제 아말감 내의 수은이 조직을 통해 3.5cm 이동하고 2~3일 내에 뇌까지 갈 수 있다. 수은이 혈관에 접근하면 체내 다른 모든 조직과 장기로 이동할 수 있다. 중금속 잔류물이 종종 뇌, 뇌줄기, 중추신경계(CNS), 뼈, 골수, 분비선, 결합조직, 피부, 모발에서 발견된다.

저체온증과 관련해 특히 중요한 두 가지 중금속이 바로 팔라듐과 백금이다. 두 중금속 모두 자동차 촉매 변환기에서 사용되고 매연가스를 통해 배출된다. 위치타 대학교(University of Wichita)와 노트르담 대학교(University of Notre Dame)의 자세한 연구가 이를 밝혀냈다. 이런 금속은 교통량이 많은 지역에서 자란 식품을 통해 폐와 체내에 유입되기도 하지만 이런 금속이 함유된 사료를 먹고 자란 가축을 소비하는 것을 통해 유입되기도 한다. 또한 잘 알려진 대로 지하수와 대기 오염을 통해 체내 유입이 이루어지기도 한다.

팔라듐은 사람에게 우울증을 유발하고 체온을 낮추는 것으로 알려진 중금속이다. 저체온과 우울한 기분이 아주 자주 발생하는 증상 또는 질병의 원인이다. 우울증과 저체온증은 긴밀하게 연결되어 있다. 사실 한 가지가 원인이 되어 다른 질병이 발생한다. 만성 저체온증으로 인해 우울증이 발생하고 이는 체온을 더 낮추고 운동을 더 안하게 만들어 계속해서 체온이 낮게 유지되도록 한다.

백금은 천식과 다른 호흡기 문제와 관련이 있다. 최근 전문 학술지 "Environmental Science and Technology"에 길에서 접촉하는 금속을 통해 백금이 우리 폐와 기관지에 가하는 위험에 대한 논문이 발표되었다. 이 중금속은 호흡 기능을 차단하고 기관지에 염증을 일으켜 기관지를 수축시킬 수 있고 천식 질환을 유발할 수도 있다. 백금은 또한 암과 신생아 기형과 관련이 있다.

2007년 TAS에서 출간한 "entgiften-statt-vergiften"은 환경 독소와 중금속이 우리 건강에 가하는 위험에 대해 다루고 있다. 이 책은 우리가 살고 있는 곳의 오염 상태와 우리가 살고 있는 환경 어디에나 있는 독소에 대한 인식을 제고했다. 독성 금속은 면역체계 약화에 큰 영향을 미친다. 면역체계가 약한 사람들은 병원체를 통한 만성, 반복 감염에 취약하다. 해독 및 체내에서 이런 중금속 및 농약, 화학 물질 그리고 의약품과 같은 환경 독소를 제거하는 것이 회복과 건강 유지에 있어 항상 중요하다. 이는 단순히 허브 차 몇 잔 마시는 것만으로는 불가능하다. 해독에는 미분화된 클로렐라 조류와 같은 특별히 조제된 물질이 필요하다. 이와 관련된 내용을 앞에서 언급한 책에서 확인하고 스스로 올바른 판단을 내릴 수 있기를 기대한다. 항상 중요한 것은 아말감 또는 팔라듐 치과 치료제와 같은 독성 원천을 지속적이며 효과적으로 제거하고 피하는 것이다. 나는 병원에서 앞에서 언급한 책뿐만 아니라 관련 홈페이지에 세부 내용이 기술된 해당 치료와 제제를 자주 활용한다.

　　해독 또는 처음부터 독성을 막을 수 있는 효과적인 두 가지 방법이 있다. 바로 몸과 마음을 편안하게 하고 예상했겠지만 충분한 체온을 유지하는 것이다.

휴식이 해독 과정을 돕는다.

휴식은 신체, 정신 또는 지적 기능 모두에 도움이 된다. 편안한 태도가 창의력, 혈류, 대사작용, 조직과 세포 공급 및 세척, 신체적·정신적 활동에 긍정적인 영향을 미친다. 마음의 평화, 사색, 그라운딩(grounding) 또는 명상은 우리 내면의 힘의 원천과 맞닿을 수 있도록 해준다. 운동선수들은 최고의 성적을 낼 수 있는 편안한 상태의 "몰입(flow)"에 대해 말한다. "내려놓을 수 있는" 사람은 독성과 원치 않는 유해하고 독성이 있는 물질을 더 쉽게 내보낼 수 있다. 세미나에서 미분화 클로렐라와 관련해 진행한 실험 결과, 시험 대상들이 긴장 완화를 위한 운동과 명상을 몇 차례 한 뒤 이들의 소변을 통해 배출되는 수은의 함량을 분석해보니 3배나 증가했다. 그렇기 때문에 명상, 음악 감상, 독서 또는 다른 "비활동"과 같은 자신만의 편안해지는 방법을 찾을것을 권한다.

몇 년 전 이런 목적을 위해 "파워 냅(기력 회복 낮잠) CD"를 제작했다. 기력 회복 낮잠은 아주 쉽게 편안한 상태가 될 수 있는 방법이다. 음악, 낮게 속삭이는 확신의 말, 조용한 음향 또는 자연의 소리를 통해 깊은 상태로의 낮잠이 가능하다. 또한 특별한 해독 프로그램 Alpha8은 해독 과정을 촉진하고 강화하는 특정 음파를 제공한다. 개인 홈페이지 www.uwekarstaedt.de를 통해 더 많은 정보를 확인해볼 수 있다. 영어 사용자 들은 모든 음악 다운로드 사이트에서 MP3

파일로 제작된 CD "PowernaPlus-Vitality"를 다운로드할 수 있다.

안타깝게도 오늘날 스트레스를 피할 수는 없다. 스트레스받는 상황에서 우리 신체는 생존을 위해 모든 에너지를 집중하기 때문에 부신에서 아드레날린이라는 또 다른 호르몬을 분비한다.

몇 년간 스트레스를 받게 되면 부신이 고갈되고 이는 만성 아드레날린 부족으로 이어진다. 아드레날린은 인슐린의 반작용 물질이다. 인슐린이 혈당을 세포로 안내하지만 아드레날린은 세포에서 혈관으로 당분을 몰아내 투쟁 도피 반응을 하기 위한 충분한 당분과 에너지를 공급해 준다. 아드레날린이 분비되지 않으면 필요한 세포 내 당균형이 파괴된다. 충분한 당이 세포로 전달되어야 하지만 또한 과도한 당은 세포에서 배출되어야 한다. 아드레날린이 부족하면 당이 세포에 남아있고 세포 내 과도한 당은 연소 과정을 변형시킨다. 세포는 산소 기반 대사작용이 아닌 발효 기반 대사작용을 하게 된다. 의사들은 "발효 기반 대사작용"에 대해 매우 우려한다. 우리는 발효가 암세포의 분열 비율을 증가시킨다는 사실을 알고 있다.

부신 고갈로 인해 만성 아드레날린 부족이 나타나는 것은 세포 변성과 암을 나타내는 경고이다.

37℃와 온열치료는 해독을 돕는다.

앞에서 기술한 것과 같이 충분한 체온이나 체온 상승은 우리 몸을 적절하게 기능하도록 해주고 효과적인 해독이 더 잘 이루어지게 해준다. 결합 조직 또는 세포 내 깊숙이 독성 물질이 있는 게 문제이다. 이런 깊은 곳의 결합 조직은 보통 차갑고 경직되고 단단하다. 혈관은 긴장 상태이고 림프 흐름이 너무 느리기 때문에 공급이 최적이 아니라면 독성과 결합하는 물질이 적절한 곳에 위치하지 않는다. 반대로 조직, 혈액, 림프관을 따뜻하게 해주면 산소와 음이온 공급을 향상시키고 독소 분해와 결합을 촉진시킬 수 있다.

우리는 일상에서 이런 복잡한 과정에 익숙하다. 예를 들어, 사우나에 갈 때, 운동 중 땀을 흘릴 때, 마사지를 받거나 뜨거운 물로 목욕을 할 때가 있다. 전 세계 의사와 무당들은 이런 효과를 잘 알고 있으며 한증막, 마사지, 다른 인공적으로 열을 발생시키는 방법을 통해 치료를 한다.

최고의 현대적 치료 방법은 약한 정도에서 뜨거운 정도까지 단계별로 열을 낼 수 있는 적외선 매트이다. 적외선은 엄청난 치료 효과가 있는 빛의 형태이다. 적외선 매트는 치료용 열과 또 다른 지속적 치료와 독성 배출이 가능한 음이온을 결합시켜준다.(www.bio-mats. com/uwekarstaedt)

그렇기 때문에 체온을 37℃로 상승시키는 것이 효과적인 해독에 중요하며 필요한 단계이다. 체온이 이상적이며 자연적인 수준까지 올라갈 때 체액의 흐름은 회복된다. 이때 해독 제제가 최대 효과를 나타내면서 중금속과 다른 환경 독소와 결합해 이들을 배출시킨다.

3.2.8 최적의 시상하부 코어 – 또 다른 체온 조절 중추

체온 조절 장기 중 갑상선과 부신 외 시각-시상하부도 중요한 역할을 한다. 실제 온도를 매우 정확하게 인지한다. 피부의 열 수용체와 냉각 수용체를 통한 온도 측정을 체내 온도와 비교하고 온도를 높이거나 내리기 위해 반응 한다. 혈관 확장 또는 축소, 발한, 오한 등을 통해 체온을 조절하는데, 이때 정확한 과정은 중요하지 않다.

그렇지만 체온 조절 중추가 제대로 기능을 하지 못하는 이유는 중요하다. 열 균형에 문제가 있는 사람들을 검사한 경우 대부분 시상(간뇌의 대부분을 차지하는 회백질부로, 많은 신경핵군으로 이루어져 있다)코어가 막혀 있거나 오염되어 있었다. 아말감에서 나온 수은, 납, 카드뮴, 팔라듐, 백금뿐만 아니라 우리가 노출된 10,000개 이상의 환경 독소로 인한 중금속 오염이 주요 원인이었다.

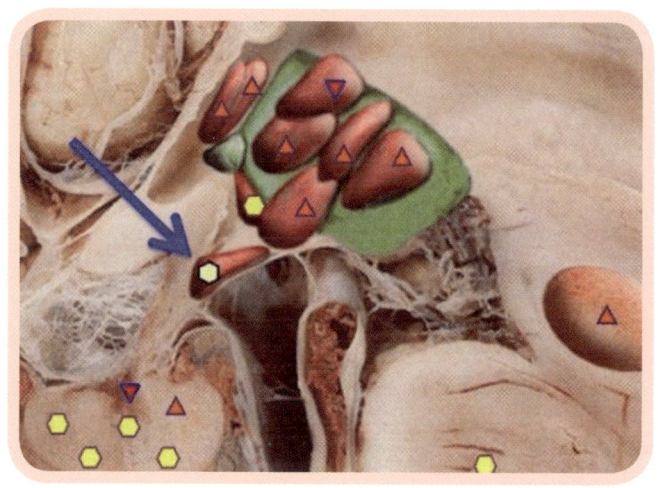

시신경시상(파란 화살표)과 조절 장애 및 조직 감소 상태를 보여주고 있다. (육각형 표시)

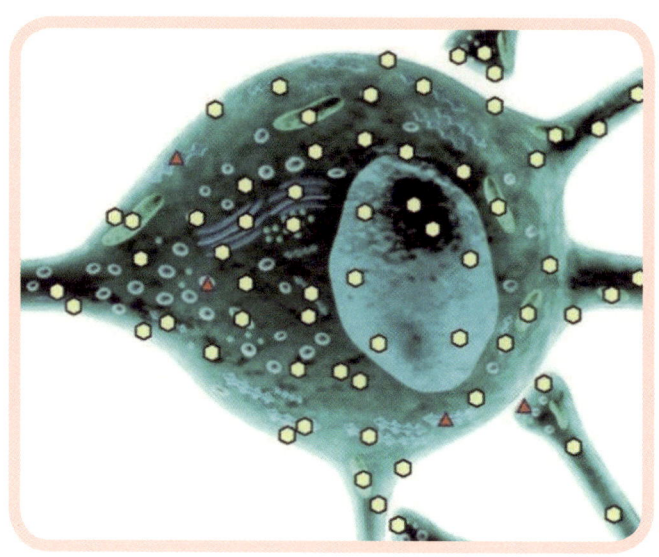

시상하부의 심각한 결함과 기능 장애 및 조직 감소 상태를 보여주고 있다.

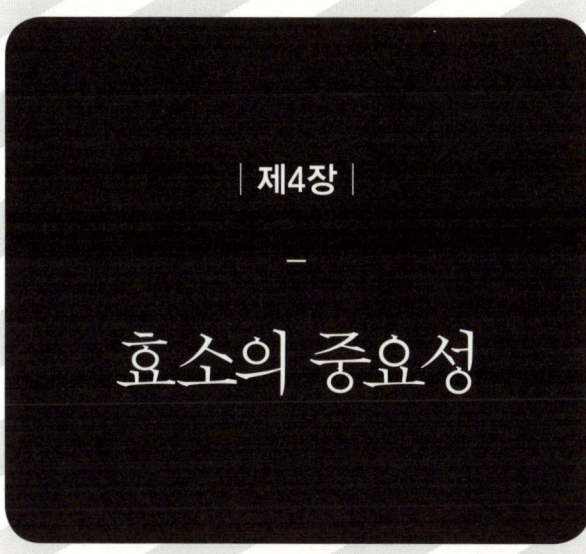

| 제4장 |

–

효소의 중요성

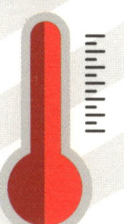

37°C

Ideal Body Temperature for Optium Health

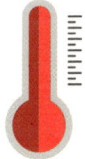

효소의 중요성

대사작용은 체내에서 발생하는 화학 처리 비율에 따라 가동된다. 좀 더 정확하게 표현하면 대사작용은 체내 모든 반응의 집합체이다. 효소 작용이 이런 과정을 안내하고 결정한다. 효소는 우리 체내 모든 세포의 화학적 과정을 결정짓는 요소로서 생명의 불꽃이다. 효소는 반응 속도와 처리량을 결정한다.

얼마나 많은 과정이 발생할까? 믿기 어렵겠지만 세포 하나가 하루도 1시간도 아니고 1초당 약 50,000회의 화학 작용을 처리한다. 이런 50,000회의 처리가 구조적으로 발생하며 체내 다른 8천만 개의 세포에서도 효소 처리가 조화롭게 일어난다는 사실은 믿기 어려워 보인다. 믿기 어려운 사실이고 이해하기 어렵기 때문에 다시 한번 말하자면:

50,000 × 8천만 개의 조율된 생명 과정이 체내에서 1초에 한 번씩 발생한다.

이런 정보를 충분히 이해하면 효소가 모든 신체적·감정적 기능에 있어서 얼마나 중요한지 쉽게 이해할 수 있을 것이다. 건강, 소화, 생기, 기분, 정신적 능력이 모두 이런 과정에 달려 있다.

4.1 효소란?

효소는 체내에서 발생하는 화학적 과정의 촉매제이다. 작은 단백질인 아미노산으로 구성되어 있으며 모든 화학 작용의 필수 조건이다. 효소가 없다면 어떤 작용도 없기 때문에 생명도 있을 수 없다. 효소를 생명의 불꽃이라고 부르는 사람도 있다. 시동을 걸어 차를 움직이는 것과 비교해 볼 수 있다. 연소가 조직적으로 진행되어야 차가 서지 않고 운행될 수 있다. 효소가 조직화 영향을 발휘해야 세포가 효과적으로 문제없이 기능하고 생명을 유지할 수 있다.

효소 활동 제한은 주로 신체 기능에 "장애"로 인해 발생한다. 한 가지 치료 방법으로는 영양소 섭취를 통한 효소 추가가 있다. 그렇지만 효소가 최대로 기능할 수 있는 최적의 체온 유지가 적절한 기능을 위한 기본적인 필수 조건이다. 그렇기 때문에 건강한 식습관의 중요 요소로서 발효 식품의 섭취를 추천한다. 발효 식품과 음료는 전 세계 모든 문화에 존재한다. 우리 문화권에서는 주로 발효한 산유 채소를 꼽을 수 있다.

독일에서 이런 식품군 중 가장 유명한 것은 Sauerkraut이다. 영국과 미국 사람들은 독일 사람들을 "Krauts"라고 부르기까지 한다. 많은 사람들이 요구르트, 캐피어, 사워크림, 버터밀크 또는 브로트룽크(bread drink)라는 형태의 발효 식품에 익숙하다. 오랫동안 발효한 산유 식품이 다른 문화에서도 인기가 있었다. 한국의 김치, 콤부차(kombucha), 워터케피어(water kefir), 일본의 츠케모노(tsukemono) 등이 있다. 적절한 체온과 이런 파워 식품이 신체를 회복시키고 건강을 지켜준다.

적절히 기능하는 효소는 우리 대사작용의 핵심이다. 효소는 다양한 길이의 사슬로, 필요에 따라 형태와 구조를 변화시킬 수 있는 아미노산으로 구성되어 있다. 유전 암호 모델을 기반으로 구성되어 있다. 효소의 유연성과 적응성에는 우리가 중요하게 생각하는 온도, 즉 체온이 큰 영향을 미친다.

4.2 온도에 따른 효소 강도

아주 따뜻하면 견고하고 단단한 특성의 효소가 부드럽고 유연해진다. 온도가 너무 낮으면 효소는 아주 단단해지고 필요한 유연성과 적응성이 부족해진다. 두 상태 모두 최적의 소화 체계 기능에 빠르게 영향을 미치고 대사작용과 신체 전반의 기능 저하로 이어진다. 최적의 온도(36.7~37.3℃)에서 손실이 최소화되며 과정이 최적의 속도로 진행된다. 그렇지만 이 체온 범위를 벗어날 경우 동일한 과정을 처리하기 위해 더 많은 에너지가 필요하고 고갈이 가속화되며 더 많은 문제에 취약해진다. 효소가 최적의 구조가 아니기 때문에 체온이 너무 높거나 낮거나 불안정하면 전체 대사작용에 문제가 생긴다.

높은 체온이 뇌의 효소를 변형시킬 수 있기 때문에 고열은 의사에게 항상 큰 걱정이다. 형태가 바뀔 경우 생명이 위험한 섬망증을 유발할 수 있다. 눈사태에 고립된 사람이나 차가운 물에서 구조한 사람의 심각한 저체온의 위험은 응급의료에서 잘 알려져 있다. 그렇기 때문에 의사들이 열은 심각하게 생각하지만 경미한 저체온 편차는 거의 신경 쓰지 못한 다는 점이 더 놀랍다. 정상 또는 최적의 체온에서 발생하는 편차는 항상 건강 약화와 질병으로 이어진다. 고열 또는 심각하게 낮은 체온이 생명을 위협한다고 생각된다면 정상 체온 보다 경미하게 차이가 나는 체온도 질병을 야기할 수 있는 건강 약화의 지

표로 생각해야 한다. 만성의 경우 더그러하다. 활력과 최적의 효소 활
동이 소실되는 모든 경우는 해당 장기, 조직 또는 신체의 기능 소실
을 의미한다. 생존 환경에서 결정적인 문제가 될 수 있다.

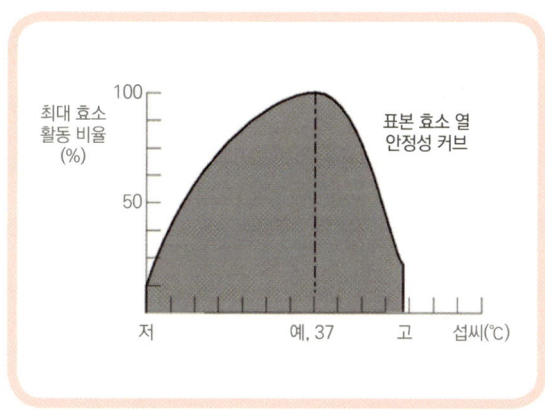

1. Biochemistry : 2판,
Worth Publisher, 1970,
75 : Albert Lehninger

위 그래프는 37℃일 때 효소 활동은 100%이지만 체온이 낮거나
높을 때 심각하게 효소의 능력이 상실되는 것을 보여준다.

인간에게 가장 유익한 온도가 왜 정확하게 37℃ 범위일까? 신체
의 건강을 위해 필요한 기능을 제공하는 효소는 진화를 거쳐 이 온
도에서 가장 많이 측정되었다. 일부 효소는 다른 조건에서 기능한다.
온도 편차에 가장 빠르게 영향을 받는 효소는 필수적이지 않은 기능
을 하는 것으로 밝혀졌다. 이런 효소가 적절하게 작동하지 않을 경우
신체는 기능을 상실할 수 있다. 이 같은 상실은 정상에서 벗어났다는
것을 의미한다.

4.3 저체온증이 효소에 미치는 영향

그렇다면 어떤 효소를 이야기하고 있는 것인가? 비필수 효소로는 대사작용, 피부, 모발, 손톱, 발톱 건강을 조절하는 효소가 있다. 성욕 또는 인지 기능 역시 일시적 생존에 직접적으로 필요하지 않다. 차가워진 신체는 최적의 체열 및 이와 동반되는 기쁨, 창의성, 통제되지 않는 매력(성적 매력포함), 성적 에너지를 발산하는 강력한 생기를 더 이상 발휘하지 못한다. 생존에 집중할 수밖에 없다. 그래서 많은 신체 기능이 방치된다. 누구도 매력, 예술적 표현 또는 성적 활동은 신체가 과냉각되어 신체가 생존을 위해 투쟁하고 있을 때는 감당할 수가 없다. 다음 증상은 체열 부족이 효소 기능 감소를 유발할 경우 일반적으로 발생한다.

· 건조하고 거친 피부

· 잘 부서지는 손톱과 발톱

· 건조한 모발 또는 탈모

· 수분 부족 또는 부종

· 인지 장애, 집중력 부족, 기억력 부족

· 만성 피로

· 생리 전 증후군

· 과민, 감정 기복, 우울증, 우울감

· 성욕 상실, 성적 매력 상실

피부는 표면이 약 $2m^2$에 달하는 아주 큰 장기이다. 환경과 직접 접촉 하는 이 장기 유지를 위해서는 많은 활력이 필요하다. 또한 피부는 내구성이 좋으며 몇 주간 방치하고 제대로 관리하지 않아도 된다. 신체는 이를 통해 에너지를 절약할 수 있는 좋은 기회를 얻는다. 에너지 절약의 효과가 눈에 띄게 나타난다. 피부의 생기, 혈색이 사라지고 나이가 들어 보인다. 건조하고 거칠고 얇은 피부는 보통 저체온으로 인해 발생한다.

성적 욕구와 사랑의 불길 역시 마찬가지이다. 성적 욕구 상실이 일반적으로 질병으로 인해 발생하지만 체열 부족으로 인해서도 발생한다. 사랑의 불길을 잃은 사람을 얼음 또는 차갑다고 부르는 이유가 있다.

혈기왕성한 돈후안(Don Juan)이 남부 국가의 화끈한 사랑꾼이자 열정적인 플라멩코 댄서일 것이라고 생각하는 것이 우연일까? 이탈리아 남부, 스페인 또는 그리스와 같은 국가에서는 태양이 충분한 열과 적외선을 제공한다. 몸이 차가운 사람의 경우 육체적 사랑의 포기는 에너지를 보전해야 할 또 다른 좋은 이유이다. 뜨겁게 열정적으로 살고 싶은 사람은 누구라도 적절한 체온을 유지해야 한다.

그렇지만 저체온증 신체의 "긴축 정책"이 한 가지 중요한 혜택을 제공한다. 소모성 기능의 손실을 통해 신체는 능력이 감소해도 좀 더 오랜 시간 다른 기능을 유지하기 위한 충분한 열을 유지하게 된다. 심장, 호흡기 또는 시각, 청각은 쉽게 영향을 받지 않고 체온이 낮아져도 큰 문제없이 기능한다. 다른 중요 기능 역시 대부분 저체온증에 큰 영향을 받지 않는다. 예를 들어, 균형감각, 신장, 중추신경의 다른 중요 기능 등이다.

저체온증이 오랜 기간 유지된다면 성욕, 피부, 모발, 창의력, 기억력, 감정과 같은 크게 중요하지 않은 기능에 문제가 생긴다. 내부 장기 역시 크게 중요하지 않는 부분이라 하더라도 일부 기능이 소실된다. 여기서 크게 중요하지 않다는 말은 장기가 기능은 유지하지만 최적으로 작동하지 않는다는 것을 의미한다. 효소 기능이 저하될 경우 대사작용이 더 이상 유익하거나 필요한 처리를 할 수 없게 된다. 장기가 과산성화되고 독성이 더 이상 배출되지 않으며 특정 장기 활동이 점차 줄어든다.

매일 섭취하는 음식물을 처리하는 장기가 가장 즉각적으로 영향을 받는다. 위장, 소장, 대장, 췌장, 간과 같은 소화기관은 "일상적 일"을 많이 담당한다. 이런 장기는 소화효소라는 특정 효소에 크게 영향을 받는다.

펩티다아제(프로테아제), 글리코시다아제, 리파아제, 뉴클레아제가 소화효소이다. 이 소화효소들은 단백질, 녹말, 지방, 세포 핵을 분해한다. 추위로 인해 이런 효소 기능이 저하되었거나 효소가 없을 경우 직접적인 영향을 받게 된다. 그렇게 되면 음식이 위장에 돌덩이처럼 남아 있게 되고 그 결과 트림과 위산 역류가 나타나고 기분이 좋지 않게 된다. 장에 가스가 차고 설사를 하거나 변비가 생긴다.

소화 질환은 저체온으로 인한 효소 약화의 전조 증상이다. 소화 불량에 이어 모든 종류의 증상이 나타난다. 생기를 잃고 점차 에너지 부족 상태가 된다. 피로, 집중력 부족, 기억력 손실이 당연히 더 자주 나타난다. 피로와 수면장애가 심각해지고 이는 감정에 영향을 주고 창의력을 약화시킨다. 이런 상태의 사람들은 풍요롭고 번영하는 삶이 아닌 거친 생존의 단계에 빠지게 되고 이에 따라 가장 먼저 "감정 장애"가 나타나고 이후 질병이 나타난다.

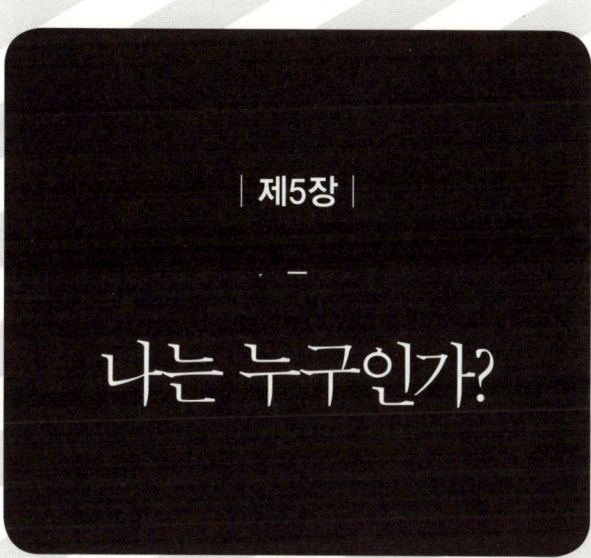

| 제5장 |

—

나는 누구인가?

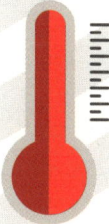

37°C

Ideal Body Temperature for Optium Health

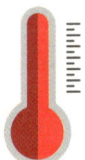

나는 누구인가? 다양한 종류의 관찰

하루 종일 태양을 향해 있는 해바라기의 사진이나 이미지를 본 적이 있을 것이다. 해바라기가 태양을 향하는 유일한 식물은 아니다. 모든 식물이 최대한 빛 에너지를 얻기 위해 태양 쪽을 향한다. 식물은 햇빛을 좋아하고 실제로 햇볕을 향하고 그 방향으로 뻗어나간다.

인간도 마찬가지이다. 빛, 열, 자연의 색에 매우 끌린다. 빛, 열 또는 색이 벽난로, 모닥불 또는 태양 어디에서 나오든 상관없이 우리는 이런 모든 에너지원에 끌린다. 우리는 빛, 열, 에너지, 생체 광자, 전자, 전기, 전자기에 본능적으로 거의 자석처럼 끌린다. 이런 에너지

원은 체액과 직접 접촉한다. 광력은 체내 물 분자와 교류하고 영향을 준다.

나이와 체질에 따라 다르지만 체내 60~80%가 물로 이루어져 있다. 젊을수록 체내 수분 비율이 높다. 영유아는 성인보다 "수분 비율"이 더 높다. 많은 사람들이 물 분자가 다른 신체 분자에 비해 훨씬 작다는 사실을 잘 알지 못한다. 단백질과 지방 분자 대비 물 분자 비율은 총 질량이 아닌 분자량으로 비교해 볼 경우 훨씬 더 놀랍다. 모든 분자의 99%가 물 분자이다. 이런 비율에 따르면 물 분자가 인체의 99%를 구성하고 단백질, 지방 분자와 같은 다른 요소는 1% 밖에 되지 않는다. 이 분자 비율에 따라 결론을 내리면 우리 몸은 앞으로 설명하게 될 물의 법칙에 따라 기능한다는 것이다.

그렇지만 우리는 빛과 열을 받아들일 뿐만 아니라 이런 에너지를 내뿜기도 한다. 다른 사람에게 따뜻한 마음을 가지고 다가가는 사람은 같은 정도의 에너지를 주고받는다. 다른 정도의 에너지를 주고받을 수는 없다. 사랑과 따뜻함을 전달받는 사람은 이를 자동적으로 같은 정도로 내보낸다. 그렇지만 반대도 가능하다. 계속해서 공격을 받은 사람은 공격적으로 행동하거나 방어적으로 행동할 것이다. 그렇기 때문에 친구와 주변 사람을 현명하게 선택하는 것이 중요하다.

우리는 계속해서 자신의 모습을 내뿜는다. 사람은 본래 이런 에너지를 잘 받아들인다. 아기는 모든 종류의 빛과 열을 100% 수용한다.

마찬가지로 우리도 매우 투명하게 빛을 방출한다. 이런 광력이 생명의 힘, 기쁨, 사랑, 그리고 영유아가 우리에게 매우 매력적으로 만드는 다른 중요한 많은 특징들로 변환시켜준다. 모든 영유아들은 자연적인 매력이 있다. 아이들은 자연스럽게 행복, 사랑, 기쁨을 세상에 가져온다.

일부 어른들도 매우 매력적이고 끌리는 성격을 가지고 있다. 특별한 치유의 능력을 가지고 있는 사람들이 전통적으로 알려져 왔다. 스스로를 치유하기에는 자기 치유 능력이 너무 약한 사람들이 이런 치유자들을 찾았다. 이들에게는 어떤 비밀스러운 능력이 있는 것일까?

우리는 지속적으로 환경과 에너지장을 교류해왔다. 상호 교류는 한 사람에 국한된 것이 아니라 인간, 동물, 식물 등 환경 전반에 걸쳐 있다. 우리는 이런 에너지 및 정보 수준에서 서로 연결되어 있으며 모두가 계속해서 "온라인" 상태인 거대한 인터넷 세상 속에 있다.

간단히 말하면 우리 모두가 적외선을 방출한다고 볼 수 있다. 만나서 반가움에 안아주거나 잠자리에서 상대방을 성적으로 안아주는 것과 관계없이 우리는 서로 적외선으로 서로를 따뜻하게 해주며 열, 빛, 사랑을 교류한다. 음식과 수분 섭취 외에 다양한 형태로 빛을 쬐는 것이 우리가 환경과 직접 계속해서 교류를 할 수 있는 중요한 방법이다. 빛과 사랑은 우리 영혼의 성숙 이상을 도모한다. 몸 전체, 모든 세포와 장기가 다양한 색과 파장의 빛을 갈구한다. 다양한 색의 빛이 혈압, 맥박, 호흡 주기, 뇌 활동, 바이오리듬에 영향을 미친다는 사실을 알고 있다. 중국 전통 의학에서는 장기를 강화 또는 조화롭게 하는 다섯 가지 요소에 색깔을 배정했다. 다른 문화권에서도 과학 실험을 통해서 빛의 파장 또는 색깔이 치료 효과가 있다는 사실을 증명했다. 대안 의학에는 몸과 마음에 영향을 미치는 색깔과 빛 파장을 기반으로 한 다양한 방법이 있다.

물론 특정 색깔이 우리 정신에 미치는 영향을 증명하기 위한 과학적 증거가 필요하지는 않다. 밝은 빨간색이 우리를 자극하지만 어두운 파란색이 침착하게 만든다는 사실을 모두 알고 있다. 빛과 복사가 인체에 미치는 영향에 대해 자세히 알아본 사람이라면 모두 오랜 기간 연구와 실험을 통해 알게 된 흥미로운 상관관계에 대해 확인할 수 있을 것이다.

적외선은 인체에 특별한 영향을 미친다. 파동은 심장의 자연 복사와 매우 유사하다. 우리 심장은 사랑, 자비심, 인간의 따뜻함, 애정이 자리 잡고 있는 곳이다. 사랑은 적외선 그 이상이지만 적외선은 사랑을 전달한다.

| 제6장 |

—

자연 요법 의사
관점으로 본
인간의 필수조건

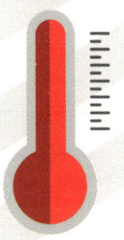

37°C

Ideal Body Temperature for Optium Health

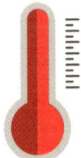

자연 요법 의사 관점으로 본 인간의 필수조건

인간으로서 적절한 삶에 대해 생각해 볼 때 자신의 뿌리에 대해 생각해 볼 필요가 있다. 다시 말하면 오늘날 우리는 호모사피엔스 종에 크게 영향을 받았다. 생활습관, 생존법, 우리 신체를 진화시킨 자연이 여기에 포함된다. 다른 모든 동물의 경우도 마찬가지이다. 최적의 건강과 생존을 위한 자연적 필수 조건은 주위 자연환경이 결정한다. 모든 동식물뿐 만 아니라 모든 인간이 자연적인 방법의 삶과 자연환경에 순응해 산다면 최고의 건강한 삶을 영위할 수 있다. 일부 치유 식물은 고유의 자연환경에서 자라야 치유 능력이 있는 것으로 알려져 있다.

모든 소가 우리에 갇혀 있는 것보다 목초지와 같은 자연환경에서 더 잘 자랄 것이다. 모든 동물과 인간 역시 마찬가지이다. 동물원에 가면 쉽게 이를 깨달을 수 있다. 모든 동물원은 동물들에게 종에 따라 최대한 자연환경에 가까운 환경을 제공하기 위해 노력한다. 초원, 잔디, 습지, 물, 돌과 같은 물질적 환경 외에 종별로 적절한 기후도 제공하고 있다. 종별로 적절한 식이 역시 중요하다. 이런 요소를 고려하지 않는다면 캐나다 동물원에 있는 기린이 생존할 수 없을 것이다.

자연적 생활 조건의 모방이 너무 많이 이뤄져서 더 이상 무엇이 진짜 자연적 생활 조건인지 인지하지 못한다. 우리는 따뜻한 동굴(예: 아파트)과 "털"(예: 옷)로 몸을 감싸지 않으면 우리가 살고 있는 위도에서 생존할 수 없을 것이다. 우리는 자연환경의 중요성을 다른 환경에 처해서야 알아차린다. 예를 들어, 바다 수영이 일시적으로만 가능하다는 사실을 항상 알고 있다. 물고기나 돌고래의 경우는 사정이 완전히 다르다. 인간이 현재 북유럽 또는 북미 사람들이 살고 있는 기후 환경과 완전히 다른 지구에 그 기원을 찾을 수 있다는 매우 흥미로운 결론을 도출해 볼 수 있다.

이 책의 후반부에서는 우리 건강에 특히 중요한 요소를 기술하고 있다. 쉽게 이해할 수 있지만 오히려 이런 요소를 잘 살펴보지 않기 때문에 오랫동안 우리 건강을 저해할 수 있다. 책에서 기술한 요소가 모든 것을 포함하고 있지는 않다. 생명과 행복에 긍정적 영향을 미칠 수 있는 다른 중요한 심리적·환경적·문화적 접근법이 있다. 그렇지만 다음 요소들은 활력에 매우 큰 영향을 미친다.

6.1 자외선, 비타민 D

과학자들에 따르면 인간은 매일 장시간 햇볕에 노출되었던 아프리카 지역에서 등장했을 가능성이 가장 높다고 한다. 그렇기 때문에 우리 신체는 햇빛에 오래 노출되어도 견딜 수 있는 것이다. 또한 우리는 햇빛에 익숙하고 기본적인 생명 요소로서 햇빛이 필요하다. 인체는 피부의 자외선 흡수를 통해 비타민 D를 생성하고 필수 비타민 D 주요 공급원으로서 이 과정이 체내에서 이루어지도록 학습되어 있다. 음식을 통한 비타민 D 섭취는 총 비타민 D 섭취 중 미량을 차지한다. 충분한 비타민 D 공급이 뼈에 중요할 뿐만 아니라 신경, 피부, 모발, 심리적 측면 등에서 중요하다. 우리 몸이 최적의 햇빛 비타민 공급을 통해 혜택을 볼 수 있다는 사실은 잘 알려져 있다. 비타민 D는 200여 가지의 대사작용 과정에 매우 중요할 뿐 만 아니라 암 예방에 있어서도 매우 중요한 물질이다. 인간은 태양 방사에 노출되면 매일 10,000~20,000 I.U.(비타민 국제단위)를 생성한다. 의사가 처방한 비타민 D 정제의 600~1,000 I.U.은 이에 비하면 미비해 보인다.

우리가 살고 있는 위도에서 피부를 통한 비타민 D 생성은 제한된 범위에서만 가능하다. 피부를 통한 생성은 태양 방사의 각도와 노출 각도에 의해 결정된다. 10월에서 3월까지 동절기 6개월 중에 유럽과 북미 위도에서는 피부가 비타민 D를 생성하지 않고 하절기 6개월 동안에는 수영복이나 비키니를 입고 있거나 피부가 햇빛에 직접 노출된 경우에만 비타민 D가 생성된다. 많은 사람들이 실내 또는 사무실에서 근무하고 있는 가운데 비타민 D는 태양이 피부에 직접 닿지 않으면 생성되지 않는다. 태양에 너무 제한적으로 노출되기 때문에 내 환자 중 90%가 비타민 D 결핍으로 나타났다. 병원을 방문한 환자 중 최적의 60~70 nmol/L 범위 내 25(OH) D를 나타낸 경우가 거의 없었다.

6.2 적외선과 체열

대부분의 사람들과 의사, 자연 요법 의사들은 적외선이라는 다른 종류의 태양 복사를 완전히 무시하고 있다.

적외선은 태양 방사 중 50%를 차지하고 즉각적으로 몸속을 따뜻하게 만들어 준다. 자외선에 적용되는 것이 적외선에서도 적용된다.

우리는 이런 종류의 빛에 충분히 노출되지 않고, 그 결과 충분히 몸이 따뜻하지 못하다. 햇빛을 충분히 쬐지 못할 경우 비타민 D 결핍과 체열 부족 또는 저체온증 현상이 나타난다. 매일 햇빛에 노출되고 적외선으로 몸속이 따뜻해진 사람은 밤까지 몸속에 이런 열이 남아 있다. 많은 사람들이 휴가지에서 햇빛에 노출된 후 집에 돌아와서도 "완전히 충전"된 것 같은 기분을 느끼고 이런 축적 효과를 경험한다. 열 보존이 며칠 심지어 몇 주까지 지속될 수 있다.

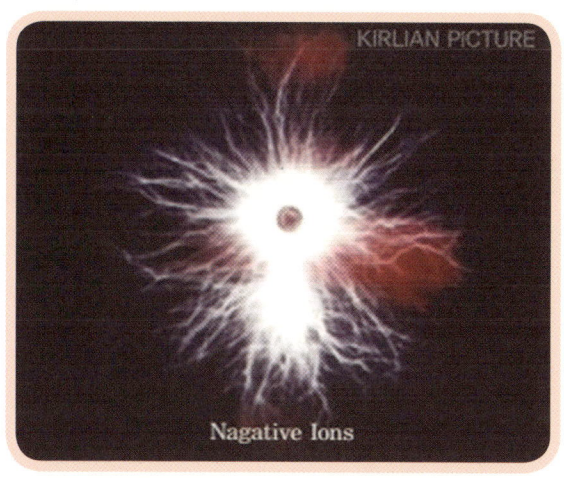

앞 이미지는 키를 리언(Kirlian) 사진으로 촬영한 적외선 사진
(Richway International 사의 바이오매트 카탈로그 발췌)이다.

인간에게 종별 적절성을 가진 삶은 맑은 공기, 움직임, 수렵 채집인에게 적절한 식습관, 가족 또는 집안 등 사회 집단 소속감과 같은 기본적인 조건이 포함된다. 얼핏 보면 드러나지 않지만 체온에 영향을 미친다.

6.3 움직임과 맑은 공기

운동하면 일요일 오후 맑은 공기를 마시며 산책, 등산, 자전거 타기 또는 공원에서 즐기는 배구가 생각난다. 열심히 조깅을 하는 사람들도 있다. 어릴 때 나와 친구들에게는 모두 당연한 일이었다. 비가 오지 않는 한 오후에 강변이나 운동장에 나갔다. 계속 움직였고 대부분의 시간을 공기가 맑은 야외에서 보냈다. 실내에 있는 것은 지루하게 생각되었다. 아이로서 설명할 수 없는 무언가를 그리워했었고 그건 바로 맑은 공기와 움직임이다.

움직이면 열이 난다는 것은 누구나 아는 사실이다. 밭에서 일하는 농부와 무언가를 만들었던 사람들은 이를 안다. 건설 근로자와 다른 앉아서 일하지 않는 사람들은 충분히 운동하고 맑은 공기를 마시고 산소를 혈액에 공급할 수 있다. 벽난로나 모닥불이 연소되기 위해서는 산소가 필요하다. 공기와 산소를 불에 불어 넣으면 불꽃이 더 높이 타오르면서 더 많은 열을 발생한다.

신체 세포나 벽난로 역할을 하는 미토콘드리아도 마찬가지이다.

특히 에너지와 열을 내기 위해서는 산소와 다른 영양소가 필요하다. 피곤한 사무직 근로자는 업무 중간중간에 운동을 하기 위해 창문을 열려고 자리에서 일어날 것이다. 움직임과 산소는 건강한 삶의 기본 필요조건이고 이를 기억하면 건강할 수 있다.

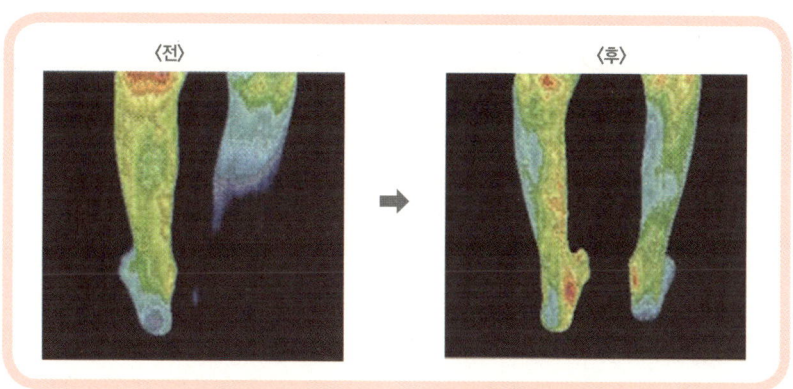

위 왼쪽 이미지는 오른쪽 다리 혈액순환 장애를 보여주며
오른쪽 이미지는 적외선 매트를 14일 사용한 뒤 촬영했다.
(Richway International 사의 바이오매트 카탈로그 발췌)

움직이면 혈액순환이 촉진되어 영양소와 산소가 세포에 공급된다. 대사작용은 인류 초기 생활 조건에 적응한 결과이기 때문에 세포에 산소와 영양소를 충분히 공급하기 위해서는 운동을 해야 한다. 병원에서도 환자들이 충분히 운동할 것을 추천하며 병상에 누워있는 환자도 호흡에 신경 쓸 것을 권한다.

6.4 종별로 적절한 식습관

수렵채집인은 식습관에 따라 이름이 지어졌다. 인류 초기 조상은 사냥하고 채집할 수 있는 것을 먹고살았다. 예외도 있지만 동물성 단백질이 식이의 일부였다. 오늘날 이국적인 아시아에서 사용되는 메뚜기, 구더기, 뱀, 곤충 등도 포함되었다. 동물성 단백질은 우리 몸을 따뜻하게 만들어 준다. 잎과 과일 채소와 같은 채집한 많은 과일은 세척 및 냉각 효과를 가져오지만 동물성 단백질은 농축되고 구조적이며 따뜻한 식품이다. 내 세대의 많은 사람들이 감기에 걸렸을 때 "약"으로 치킨 수프, 곰탕, 소고기 수프를 먹었던 기억이 있을 것이다. "Die Säure des Lebens"에서 종별로 적절한 식습관에 관한 내용을 기술했다. 몸이 차고 수렵채집인의 자연적 방식으로 영영소를 공급하지 않는 사람들은 체온 유지에 어려움이 있을 것이다.

6.5 인간적 따뜻함

대가족이나 시골에 그리고 집안이 모여 사는 사람들은 자신의 역할을 더 빨리 배울 수 있는 온전하게 결합된 사회 구조 내에서 성장할 수 있다. 유아기에 느낄 수 있는 인간적 따뜻함, 소속감, 자신의 가

치에 관한 지식이 편안함을 누릴 수 있는 능력에 크게 기여할 수 있다. 편안함은 항상 긴장이 완화된 혈관, 혈액순환 개선, 따뜻함을 의미한다. 얼핏 보아서는 확실해 보이지 않는다. 오늘날 대도시, 소외, 실업, 집이 없고 바쁜 생활 습관, 붐비는 지하철, 교통 체증은 인간의 따뜻함을 전달하는 공동체 생활과 정반대이다. 탐욕과 냉혹한 태도가 지배하는 감정적으로 차가운 사회에서의 삶은 인체가 차가워지도록 만들 수 있다. 이 문제의 해결책은 인간성이라고 하는 인간적 따뜻함과 애정이다.

6.6 음이온

클린턴 오베(Clinton Ober)가 최근 그라운딩(grounding)이라는 또 다른 현상을 2000년 무렵 (재)발견했다. 그라운딩은 간단하게 말하면 피부가 지표면과 접촉하는 것을 의미한다. 땅을 만지기만 해도 지표면에 풍부한 음이온 공급이 가능하다. 음이온은 가장 작은 음전하이다. 땅, 물, 공기 중에 있는 모든 생명체는 지구와 접촉하고 있다. 새도 종종 지표면에 접촉한다. 종별로 적절한 삶에는 지구의 접촉도 포함된다. 음이온은 "활성산소(free radical)"의 파괴적 힘을 방해한다. 양전하 활성산소가 전자를 찾고 조직을 공격하기 때문에 음이온이 부족할 경우 염증이 생긴다.

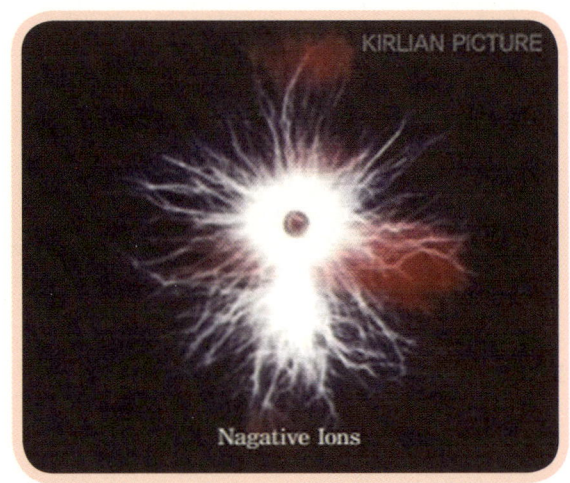

KIRLIAN PICTURE

Nagative Ions

위 그림은 음이온을 촬영한 키를리언 사진이다.
(Richway International 사의 바이오매트 카탈로그 발췌)

맨발로 걷기, 땅에 서있기, 앉아 있기 또는 잠자기를 통해 엄청난 음이온을 비축하고 있는 땅과 자연스럽게 접촉할 수 있다. 수 세기 전 신발을 신으면서 우리는 지구와 단절되었다. 오늘날 대부분의 사람들은 수십 년 동안 모든 종류의 이온 교류를 효과적으로 차단하는 고무 또는 플라스틱 밑창이 있는 신발이나 플릿 플롭(flip-flop)을 신고 있다. 이로 인해 염증 발생률이 크게 증가했다.

안타깝게도 우리가 살고 있는 위도에서 맨발로 걷는 것이 매우 드물어졌다. 최대한 언제 어디서나 맨발로 걷기를 바란다. 우리 신체는 호흡 등을 통해서 음이온을 충전할 기회가 거의 없다. 콘센트를 통해 그라운딩을 할 수 있는 그라운딩 매트를 사용해 음이온을 충전할 수도 있다. 음이온을 발생시키는, 은사로 촘촘하게 짠 특별한 침대 시트가 시중에서 구매 가능하다. 적외선 자수정 매트에 눕거나 잠을 자는 것 역시 적외선 열과 음이온을 공급해 준다.

6.7 종에 이질적인 환경 내에서 종별 적절한 삶

우리 생활 방식이 얼마나 이질적이 되었는지 깨닫게 된다면 건강하고 자연스러운 삶과 일상을 재통합할 수 있는 방법에 대해 궁금해하게 된다. 다리가 부러지면 한동안 목발이 필요하다. 자연적인 것이 불가능한 상태에서 현재 우리는 목발이나 대체물이 필요하다.

많은 "목발"이 너무 흔하게 사용되어 이제는 알아보기 힘들다. 예를 들어 근시 교정을 위해 안경, 콘택트 렌즈, 라식 수술을 오랫동안 정기적으로 사용해왔다. 많은 사람들이 이런 대체재가 없다면 일상에서 심각한 어려움을 겪을 것이다. 옷 역시 "목발"이다. 인간에게 충분한 열을 제공해주는 기후에서 옷은 불필요하다. 체온 유지를 위해 옷을 입을 필요가 없는 열대 우림의 원주민 부족을 본 적이 있을 것이다. 다른 지역에서는 옷이 신체적 목적보다 사회적 목적이 크다. 자연적 "서식지"와 큰 차이를 보이는 우리가 살고 있는 기후에서 눈과 얼음으로부터 보호받기 위해 털로 몸을 감싸는 방법에 적응해야 한다. 옷이 현대적인 의미의 털이 되었고 많은 곳에서 옷 없이 생존이 불가능해졌다. 그렇지만 현재 살고 있는 곳이 인류의 적절한 환경의 기후라고 생각해서는 안 된다.

최적의 생활 조건을 구축하고 건강을 증진하기 위해 이런 환경의 근본적인 조건을 반드시 회복해야 한다. 이는 매우 현실적인 노력이며 구체적인 설명이 필요하지 않다. 목이 마르면 물을 마신다. 영양소가 부족하면 밖에 나가 무언가를 찾는다. 몸은 음식 또는 건강기능식품으로 영양분을 채우는지 개의치 않는다. 중요한 것은 충분한 영양소가 공급되는 것이다. 자연적 방법을 통해 이것이 채워진다면 더할 나위가 없다. 모든 자연식품이 건강기능식품 보다 훨씬 낫다. 피부를 통해 생성된 비타민 D가 그 어떤 비타민 D 정제 보다 뛰어나다. 그렇지만 여러분의 신체가 충분한 음식이나 햇빛을 받지 않는다고 해서 이를 쉽게 보상할 것이라고 생각해서는 안 된다.

다음은 자연환경을 모방하기 위한 매우 실용적인 추천이다. 대부분 사소하고 단순해 보이지만 우리가 자주 간과하는 것들이다.

> · 음식을 통해 충분한 영양소, 비타민, 효소, 무기질, 미량원소가 공급되지 못한다면 건강기능식품을 통해 부족분을 채워야 한다.

· 햇빛에 충분히 노출되지 못 해서 비타민 D가 부족한 경우 비타민 D_3 보충제를 섭취해야 한다. 혈액 검사에서 비타민 D 부족 결과가 나타나면 항상 햇빛에 충분히 노출되지 못한 것으로 볼 수 있다. 그 결과 겨울 또는 연중 보충제를 섭취해야 할 수도 있다. 사무실에서 근무하는 사람들은 비타민 D 값이 최소 60nmol/L가 될 때까지 건강기능식품을 복용하고 꾸준히 보충제를 복용해야 한다.

· 장내 균총 고갈로 인해 녹색 잎채소와 식물에서 비타민 K를 K_2로 전환하지 못하게 된 경우 비타민 K_2 보충제를 섭취해야 한다. 물론 장내 균총을 재생산하는 방법도 있다. (비타민 D를 최적으로 활용하기 위해서는 비타민 K_2가 필요하다.) 장내 균총이 충분한 비타민 K_2를 생산하지 않는다면 충분히 저장되지 않았다는 것을 나타내며 이 경우 비타민 K_2를 꾸준히 복용해야 한다.

· 태양 방사 부족으로 인해 체온이 떨어져 저체온증이 되는 경우 적외선 매트를 사용해 부족한 적외선 열을 보충해야 한다. 적외선 매트는 최적의 체온 회복을 위한 좋은 방법이자 자연적인 방법이다.

· 잔디, 지면 또는 모래 위를 맨발로 매일 몇 시간 걷는 것이 불가능하다면 그라운딩 매트 또는 그라운딩 침대 시트가 지면과의 접촉을 제공해 줄 수 있다. 음이온을 충전하고 긍정적인 건강 효과를 누릴 수 있는 쉽고 저렴한 방법이다. 앞에서 언급한 적외선 자수정 매트 역시 적외선과 음이온을 제공한다.

· 앉아서 근무하고 매일 충분히 운동하지 못한다면 걷고, 뛰고 자연적인 삶과 가까워질 수 있는 일을 해라. 이제 누구도 수렵채집인이 아니지만 다시 그런 생활 리듬을 회복하기 위해 노력해야 한다.

· 삶을 풍요롭고 안정적으로 만들어 주는 친구, 가족과 안정적이며 가까운 관계를 유지해야 한다. 접촉하고 인간적 따뜻함, 기쁨, 사랑과 인간적인 면을 공유해라. 단순히 대화하고 정신적 활동만 할 것이 아니라 노래하고 즐기고 만지고 창조하고 활동을 공유해라.

| 제7장 |

–

물의
네 번째 차원

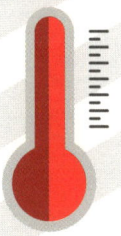

37°C

Ideal Body Temperature for Optium Health

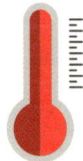

물의 네 번째 차원

우리는 물은 액체, 얼음의 형태인 고체, 그리고 수증기 또는 안개의 가스 상태와 같이 세 가지 상태로 존재할 수 있다고 배웠다. 물을 생각하면 이 세 가지 상태 중 하나의 이미지를 항상 떠올리게 된다. 워싱턴 대학교 물 연구가 제랄드 폴락(Gerald H. Pollack) 교수는 자신의 저서 "물의 네 번째 단계(The Fourth Phase of Water)"(Ebner & Sons 2013)에서 물의 네 번째 단계에 대해 언급하고 있다. 과거 경시되거나 발견되지 않았던 물의 상태를 구조 수 또는 준결정 수로 설명하였다. 친수성 또는 "물을 좋아하는" 표면의 물의 구조적 형태는 완전히 다르며 상상하기 어려운 특징을 보이기 때문에 체내에서 발생하는 새로운 생명 과정을 설명해준다.

새로운 상태는 또한 물의 네 번째 단계라고 불린다. 점성과 밀도가 액체 상태의 물보다 높고 겔(gel) 같은 구조를 보인다. 구조 수 발견을 흥미롭게 생각한 것은 내부인과 과학자뿐만이 아니었다. 폴락 교수의 과학 발견은 그 누구보다 심오하고 단순하게 인체 대사작용을 설명해준다. 또한 인간과 동물의 건강 유지와 치유에 있어 매우 실용적이며 놀라운 결과를 가져다주었다.

물의 네 번째 단계가 혈관 내부에서 형성되고 혈구 이동을 촉진한다. 우리가 샘물(spring water)을 마시고 고에너지 식사를 하고 산소를 마실 때 물의 네 번째 단계가 체내에서 증가한다. 또한 태양 또는 그라운딩(맨발로 걷기)을 통해 자외선과 적외선에 노출되면 세포 에너지와 세포 공급이 증가되고 체내 정보 흐름이 활성화되어 더 건강해진다.

괜찮다면 좀 더 자세히 복잡한 개념에 대해 설명하려고 한다. 다음 장에서 인간들에게 광범위하게 영향을 미치는 발견에 대해 설명할 것이다. 이런 내용은 빛 치료 활용, 특히 음이온과 함께 공급되는 원적외선에 대한 설명이다. 병원에서 이런 종류의 치료를 추천해 왔으며 탁월하며 놀랄 만한 결과를 거두어 왔다. 폴락 교수는 유효성을 논리적이며 과학적으로 설명했다.

7.1 친수성 표면에 H_3O_2 생성

친수성 또는 물을 좋아하는 표면은 젖을 수 있는 층으로 되어 있다. 젖을 수 있다는 의미는 물이 밀착될 수 있다는 것을 의미한다. 목재, 금속, 유리 또는 돌 뿐 만 아니라 유기적 구조에서도 이런 표면이 가능하다. 미토콘드리아 또는 세포 코어와 같은 세포 소기관, 세포막 또는 근육 역시 친수성이다. 세포벽 안팎과 미토콘드리아라고 불리는 세포 내 작은 발전소가 물에 젖을 수 있다. 수천 개의 이런 세포 소기관이 물을 좋아하는 단일 세포 표면 내에서 이동한다.

친수성 표면과 접촉할 경우 물은 비구조적 상태(H_2O)에서 구조적 상태로 변한다. 갑자기 구조 수라고 할 수 있는 특정 상태로 변한다. 앞에서 설명한 물 상태가 친수성 표면에 형성된다. 구조 수와 준결정 수 형태가 된다. 더 이상 H_2O(흔히 말하는 bulk water)가 아닌 H_3O_2가 된다. 새로운 특성을 나타내는 새로운 물 구조는 허니콤과 유사하다.

➡ 층으로 이동 가능한 친수성 표면 외부에 많은 층을 이룬다. 겹겹이 쌓인 층은 개별 H_2O 분자보다 큰 구조를 이루고 이동 가능하다. 실크 옷이 겹겹이 쌓여 있고 실크 표면은 부드럽기 때문에 하나씩 이동 가능한 상황을 상상해보면 된다. 수천 개의 이런 물이 이루고 있는 층이 겔과 유사한 구조를 만들어낸다. 이런 층은 보통 "표면장력"

이라고 불린다. 표면장력은 구조 수의 빗살 구조의 많은 층(최소 수백만 개)을 이룬다.

➡ 준결정 수는 H_2O를 H_3O_2로 변화시키는 구조변경 과정 중 다른 모든 용해된 물질을 치환시키기 때문에 배타적 구역(exclusion zone)의 물(EZ 워터)로 불린다. 독성, 염분, 양성자($H+$ 또는 H_3O+)가 치환된다. 이는 인체에 광범위하며 큰 변화를 가져온다.

➡ 이지워터(EZ water)는 산성 양전하 양성자가 주변으로 이동하기 때문에 깨끗하고 순도가 높지만 알칼리성이다.

➡ 이지워터(EZ water)는 양전하를 치환하기 때문에 음전하이다.

요약하면 친수성 표면 주변의 물의 새로운 상태는 강한 음전하(-)를 띠고 모든 양전하(+)가 주변 층으로 이동한다. 물(bulk water)이라고 부르는 정상적 비구조 수 주변 층이 양전하로 가득 차기 때문에 강력한 양전하를 띠게 된다. 강력한 음전하 구역(H_3O_2)이 강력한 양전하 구역(H_2O) 옆에 만들어진다. 두 층은 강력한 전위 경도와 함께 배터리의 양극과 같이 된다.

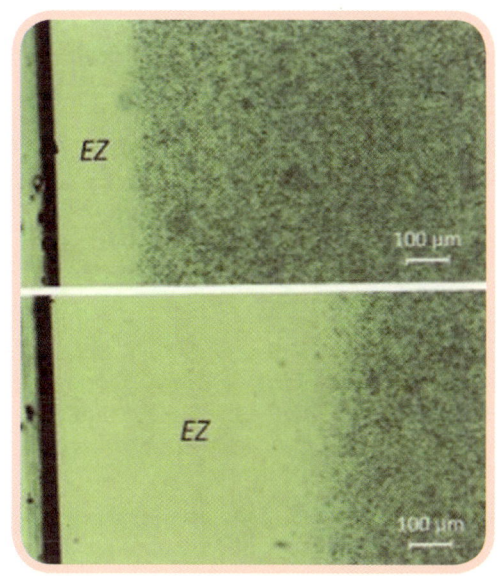

위 그림은 친수성 표면(어두운 쪽, 좌측) 옆 이지워터(EZ water) 이미지이
다. 하단 이미지는 몇 분간 방사 후 크게 확장된 면을 보여준다.
(The Fourth Phase of Water, Gerald H. Pollack 2013)

7.2 세포 물 충전

배터리는 항상 에너지를 제공해준다. 그렇지만 물리에 따르면 음
극과 양극 차이가 클수록(두 층이 더 두꺼울수록) 배터리가 더 강력해진
다. 이런 현상이 체내에서도 발생하기 때문에 특히 흥미롭다. 체내 물
은 주로 세포 안과 주변에 위치하고 있다. 우리가 지금까지 보았듯이
우리 세포는 친수성이며 정상적 비구조 수(H_2O)를 준결정 수(H_3O_2)로

치환한다. 그렇기 때문에 인간은 빛을 통해 에너지를 얻는 배터리인 물 결정을 통해 걷고 숨 쉰다. 다시 말하면 우리 세포는 결정 수로 이루어져 있다. 폴락 교수는 에너지를 저장할 수 있고 체내에서 발생하는 living water에 대해 이야기한다. 우리 세포의 배터리는 H_3O_2 물에서 에너지를 얻는다.

앞에서 읽었듯이 체내 분자의 99%가 물 분자이고 1%만이 다른 종류로 구성되어 있다. 물 분자는 물에 적용되는 원칙과 법칙이 적용되는 것으로 간주한다. 그렇지만 체내 물이 거의 친수성 표면 옆에 위치하기 때문에 체내 물은 대부분 H_3O_2이다. 요약하면:

➜ 물 분자는 체내 99%를 구성한다.

➜ 대부분이 H_3O_2 구조 수이다.

➜ 논리적으로 보면 인간으로서 우리는 구조적 준결정 수의 원칙과 특성을 준수해야 한다.

폴락 교수는 이 두 층에서 증가하고 배터리를 충전하는 에너지의 원천에 대해 자문했다. 광범위한 결과를 가져온 다음 발견은 매우 중요하다.

빛, 특히 적외선을 통해 H_2O에서 H_3O_2로 전환이 이루어졌다.

폴락 교수가 많은 실험을 진행했고 원적외선(FIR) 조사를 통해 이지워터(EZ water) 층의 두께 증가를 확인했다. 빛뿐만 아니라 원적외선 효과를 통한 온도로 인해 두께가 증가했다. 물이 적외선 방사 에너지를 흡수하고 결정 에너지로 전환했다. 폴락 교수는 실험에서 EZ 층을 최대 1미터까지 두껍게 만드는 데 성공했다. 그리고 음이온과 태양 적외선이 두 가지 중요한 충전 메커니즘이라는 결론을 내렸다. 현실에서 맨발로 걷고 일광욕을 하는 것과 같다. 병원을 찾은 많은 환자들에게 추천했듯이 기후 조건으로 인해 현실적으로 시행이 어려울 경우 적외선 자수정 매트를 효과적인 대안으로 사용해 볼 수 있다. 적외선 매트는 적외선, 원적외선, 음이온을 신체에 공급한다.

적외선 사우나 등에서 얻는 적외선은 인체에 큰 도움을 줄 수 있다. 음이온을 통한 치유도 가능한 적외선 자수정 매트는 다음과 같은 효과를 증대 시킨다.

➡ 에너지 충전
➡ 예방적 치료
➡ 치유
➡ 세포 및 조직 재생
➡ 노화 방지

모든 형태의 열과 빛이 체내 배터리를 충전시킨다. 다른 종류의 열과 빛도 좋지만 원적외선이 가장 큰 혜택을 주는 것으로 보인다. 대사작용 기능이 개선되고 독성이 배타적 구역(EZ)에서 벗어나 제거가 용이해진다. 영양소가 세포에 전달되고 최적으로 활용된다. 우리는 재생과 복구를 위한 힘을 얻게 된다.

7.3 이지워터(EZ Water)와 혈액순환

이지워터(EZ water)는 모세혈관을 통해 혈류에 큰 영향을 미친다. 친수성 특성을 가진 표면의 모든 튜브 형태에 EZ 존이 형성되기 때문에 액체로 채워지는 경우 충전된 배터리가 튜브 안팎으로 형성된다. 물이 채워진 얇은 튜브를 사용해 볼 경우 물이 점차 한 방향으로

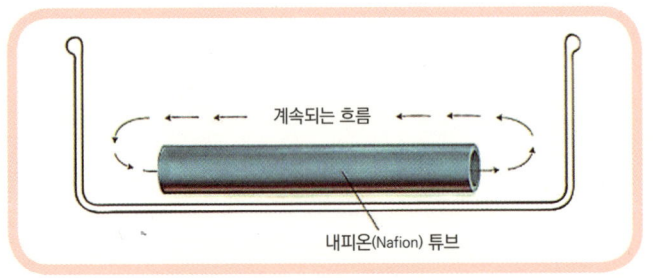

위 그림에서 보듯이 튜브 속 물이 계속 한 방향으로 흐르는데 혈관에서도 같은 상황이 발생한다. EZ가 두꺼울수록 혈류가 강하다. 이는 적외선을 통해 이루어진다.
(The Fourth phase of Water, 2013, Professor Gerald H-Pollack)

이동하는 것을 확인해 볼 수 있다. 물이 충분하다면 이 흐름이 중단되지 않고 열 방사를 통해 EZ 존이 형성된다. 처음에는 흥미로운 이론으로 보이지만 이는 분명한 사실이다. 우리 몸에 수천 km에 달하는 혈관이 있다는 사실을 깨닫는다면 이 발견을 통한 광범위한 결과가 명확해진다.

우리 모세혈관이 이런 얇은 튜브의 좋은 예시이다. 체내 열 방사를 통해 혈액이 모세혈관을 순환할 수 있도록 한다. 이런 발견은 신체 혈류를 유지시켜주는 펌프 역할을 하는 심장의 개념에 대해 의문을 가지게 해준다. 폴락 박사는 같은 의견을 제시한 러시아 과학자가 한 말을 인용했다. 그의 추산에 따르면 심장은 체내 전체 모세혈관의 혈류를 유지하기 위해 훨씬 더 높은 압력을 가해야 한다. 심장에게 너무 어려운 일이다. 이는 혈액은 EZ 존의 도움과 배터리 효과를 통해서만 순환이 가능하다는 증거이다. 더 강력하고 EZ 존이 두꺼울수록 혈관 내 혈액의 순환이 더 쉽고 심장의 일이 더 수월해진다.

7.4 원적외선과 음이온을 통한 충전

최적의 체온인 37℃와 관련된 주제로 다시 돌아와 보겠다. 충분한 체열과 특히 원적외선을 통해서만 혈류가 영양소 및 산소의 공급과 세척, 제산, 모든 장기 기능 개선을 최적화하는 배터리를 재충전할 수 있다.

EZ 존은 음이온을 통해 두 번째로 충전된다. 배터리 힘을 증가시키고 혈류를 가속화시키는 음이온 충전 증가에 따라 EZ 존의 두께가 증가해 장기가 더 쉽고 효과적으로 작동한다. 햇빛 노출은 대사작용을 개선하기 때문에 햇빛을 충분히 누릴 수 있는 국가의 생활 조건이 더 낫다는 것을 확인했다. 이는 태양을 통해 적외선과 비타민 D 공급이 증가하고 맨발로 걸을 기회가 더 많은 기후에서 더 쉽게 지면 접근성을 가질 수 있기 때문이다. 햇빛 노출의 장점은 가장 쉬우면서 비용 효율성이 높은 건강을 위한 예방적 조치라는 점이다.

그렇지만 햇빛에 충분히 노출될 수 없는 국가에 사는 사람들도 다음을 시도해 볼 수 있다.

➡ 적외선 보충을 위해 집에서 적외선 자수정 매트를 정기적으로 사용
www.bio-mats.com/uwekarstaedt

➡ 책상, 의자 또는 소파에서 오랜 시간을 보내는 경우 그라운딩 패드에 앉거나 발을 대고 있는다. 음이온 충전은 항상 도움이 된다.

➡ 저체온증 치료를 위해 다음(8장)에서 추천하는 내용을 시행한다.

| 제8장 |

–

저체온증
치료

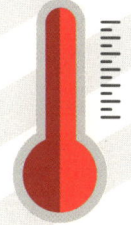

37°C

Ideal Body Temperature for Optium Health

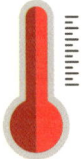

8.1 먹는 것과 마시는 것? 매일 먹는 음식에서 건강의 근원 찾기

우리는 차가운 음식을 먹고 차가운 음료를 마신다. 식음료가 우리 몸의 체온을 낮추는 경로는 냉장 보관된 차가운 음식을 섭취하는 것과 열 특성적으로 냉한 성질을 가진 식품을 섭취하는 것 두 가지로 나뉜다. 이전에 다루었듯이, 열 특성적으로 냉한 음식을 섭취하게 되면 체온이 낮아진다는 사실은 이미 수천 년에 걸쳐 한의학에서 활용되어 왔다. 고대 중국의 치유자들은 수년간의 관찰을 통해 음식이 체온에 미치는 다양한 영향을 파악했다. 이를테면 체리와 석류는 체온을 높여주는 반면 수박과 오렌지는 체온을 낮춘다는 식이었다. 약초 및 약초학 역시 신체에 미치는 냉온 효과 및 습윤 효과, 건조 효과 등을 기준으로 분류되었다. 현대 사회에서 우리가 의식하지는 않지만 서양의 자연 요법 또한 음식이 신체에 미치는 영향을 반영하고 있다. 감기에 걸렸을 때 닭고기 수프를 먹는다거나 독일에서 전통적으로 출산 후 산모가 먹는 일명 "산모 수프(wochner-innensuppe, 일종의 닭고기 수프), 몸을 따뜻하게 하는 향신료를 넣어 데운 멀드와인 등이 전부 겨울의 추위를 이겨내기 위한 관행이기 때문이다.

냉장고의 도입은 차가운 음식 활용의 새로운 지평을 열었다 해도 과언이 아니다. 초기 냉장고 사용의 목적은 식량 보존이었으나 오늘날 냉장고는 단순히 쉽게 상하는 음식을 보관하는 것 이상의 의미를 가진다. 차가운 음식과 음료를 섭취하는 것이 일종의 "유행"이 된 것이다. 요구르트, 푸딩, 유제품, 스프레드, 과일, 채소, 주스, 레모네이드, 콜라, 스무디, 물, 아이스티 특히 차가운 맥주와 차가운 백포도주 심지어는 알코올 함유 여부를 떠나 모든 음료를 "온더락"으로, 즉 얼음을 넣어 마시는 것이 식문화의 일부로 자리잡았다.

누군가는 아침에 눈을 뜨면 차가운 우유 또는 요거트에 뮤즐리를 넣어 냉동 보관했던 베리류와 함께 오렌지주스 한 잔을 곁들이며 하루를 시작하기도 한다. 하루에 몇 번이나 37℃에서 가열되지 않은 식품을 섭취하는가? 이때마다 우리 몸에 비축된 에너지가 온도 변화를 상쇄하기 위해 소모된다. 간단히 말해 차가운 음식을 먹을 때마다 우리의 힘과 체온이 소실된다는 뜻이다. 설상가상으로 소화 기능까지 감퇴하게 된다. 음식 분해가 제대로 이루어지지 않으면서 천천히 그러나 점진적으로 열과 에너지가 부족한 상태에 빠져들게 되는 것이다. 물론 즉각적으로 느껴지는 반응은 아니다. 어릴 때는 활동량이 많기 때문에 움직여서 발생하는 열로 손실분을 상쇄할 수 있다. 그러나 현대 사회에서 우리는 점점 더 많은 시간을 의자에 앉은 채로 책상 앞에서 보내고 있다. 어린이와 청소년만 하더라도 정규 교육 과정을 받으면서 시작되는 좌식 생활이 성년기까지 이어지는 것이다. 활동량 감소는 연소 작용과 열 발생량의 감소로 이어지며, 이에 더해 차가운 식품과 음료를 섭취하는 습관까지 감안한다면 우리의 생활 습관이 천천히 그러나 예외 없이 우리 체내에서 빙하기를 초래한다고 봐도 무방하다.

 건강을 위한 조언 1

수년간 이런 습관을 지속한 결과로 만성 저체온증을 겪고 있다면 앞서 언급한 자기 파괴적인 행동을 즉각적으로 멈추길 강력히 권고하고 싶다. 식습관을 변화시킬 것! 특별한 경우 또는 지나치게 더울 때를 제외하고는 차가운 음료 섭취를 피할 것! 냉장고에서 차가운 음

식을 꺼내 먹는 것도 자제할 것! 열 특성적으로 차갑거나 냉한 기운
이 있는 음식으로 분류되는 식품을 피할 것! 과일, 베리류, 샐러드, 채
소는 먹기 전 냉장고에서 꺼내 적어도 실온에 가까워진 상태로 섭취
할 것!

다음은 중국 전통 의학에서 사용하는 두 번째 식품 리스트로 이번
에는 몸을 따뜻하게 하거나 중성적 성질을 가진 음식들을 소개한다.
저체온증을 앓고 있는 사람이라면 해당 리스트의 식품 위주로 식단
을 조절해야 한다.

음양오행 이론 기준 몸을 따뜻하게 하는 식품

채소 및 샐러드	녹두+ 완두+ 회향++ 파+++ 당근+ 감자+ 콜라비++ 호박++ 리크++ 파슬리 뿌리++ 파스닙++ 싹양배추++ 근대++ 표고버섯+ 포 시니 버섯+ 고구마++ 양배추+ 사보이 양배추+ 양파++
육류	양고기++++ 사슴고기++ 닭고기++ 닭 간++ 송아지 고기+ 어린 양고기++++
과일	살구+ 대추+ 무화과+ 석류++ 체리++ 리치+ 파파야+ 복숭아++ 자두+ 포도+
생선	장어++ 농어+ 송어++ 새우++ 상어+ 청어+ 대구++ 잉어+ 연어++ 진주담치++ 정어리+ 가자미++ 참치++

향신료	아니스++ 쿠민++ 강황++ 카레+++ 회향++ 코코아++ 카다멈++ 캐러웨이++ 육두구++ 정향++ 파프리카++ 후추+++ 겨자씨++ 바닐라++ 향나무++
생초	바질++ 윈터 세이보리++ 쐐기풀++ 딜++ 생강++ 고수++ 로바지++ 월계수잎++ 마저럼+ 서양고추냉이++ 오레가노+ 파슬리++ 로즈메리++ 세이지++ 쪽파++ 백리향++ 히솝풀++
콩과 식물	팥+ 캐슈넛+ 땅콩+ 헤이즐넛++ 밤++ 병아리콩+ 코코넛++ 호박씨+ 렌틸콩+ 아몬드+ 피스타치오+ 참깨+ 호두++ 검정콩+
기타	메이플 시럽+ 꽃가루+ 계란 노른자(닭고기)+ 식초++ 엿기름++ 꿀+ 코코넛밀크+ 당밀++ 리치+ 쌀누룩++ 멧대추나무+ 크림+ 폴렌타+ 앵미+ 찹쌀++ 호밀+ 단립종벼+

나와 처음 만나는 자리에서 몇 년 동안 찬 음식, "특히 냉장고에서 꺼낸" 음식은 입에도 대지 못했다고 호소하는 사람들은 틀림없이 저체온증을 앓고 있는 경우이다. 해당 환자들이 차가운 요구르트를 먹으면 몸이 으슬으슬 떨리게 된다. 체온을 높이고자 한다면 "중성" 또는 "따뜻한" 범주에 들어가는 식품을 위주로 섭취해야 하며 가능하다면 체온에 가깝게 데워 먹는 것이 좋다. 만약 "시원한" 범주에 들어가는 음식을 먹었다면 "따뜻한" 범주의 건초 혹은 생초로 중화가 가

능하다.

8.2 수분 섭취는 건강에 좋다. 하지만 적정량은 얼마일까?

물과 액체류 섭취의 중요성에 관해서는 모든 사람이 장기간에 걸쳐 들어왔을 것이고, 나 역시 이 의견에는 동의한다. 그러나 얼마나 마셔야 충분할까? 지난 수십 년간 수분 섭취 적정량에 상한선은 없다는 정설이 존재해 왔다. 물론 좋은 의도로 세워진 가설이겠지만 이 조언을 뒷받침할 수 있는 경험적 자료나 연구, 특히 건강에 대한 이점을 보여주는 자료는 전무한 상황이다. 목이 마르지 않아도 마실 수 있는 한 최대한 수분을 섭취하는 것이 건강하다고 말하는 사람도 종종 있을 것이나 일각에서 지적하는 것처럼 갈증이라는 증상은 이미 우리가 피해야 할 비상 상황이나 마찬가지이다. 분명 우리 가운데는 자신의 몸과 니즈에 너무도 무관심한 나머지 신체 신호를 무시하는 사람도 있을 것이다. 수분 섭취를 하는 동안 비로소 자신이 얼마나 목이 말랐는지를 깨닫는 부류로, 이런 경우에는 자신이 얼마나 목이 마른 상태인지 확인하기 위한 방법으로라도 차 또는 기타 음료를 자주 섭취하는 것이 권고된다. 그러나 이는 일부에게만 해당 되는 사안으로 보통은 목이 마르지 않을 때라면 수분 섭취를 하지 않는 것이 더 바람직하다.

갈증을 느끼지 않는 데 굳이 동물처럼 물을 마셔댈 필요는 없다는 뜻으로, 이는 음식을 먹는 것에도 해당된다. 몸이 요구하지 않을 때는 먹거나 마시지 말라. 우리의 신체만이 언제 먹고 마실지를 결정하는 유일한 주체가 되어야 한다. 그러나 대부분은 이 금언과 거리가 먼 삶을 살고 있다. 철저하게 지키는 경우는 사실 많지 않지만 적어도 다수의 사람들이 먹는 것에 관해서는 이 원칙에 동의하고 있으나 마시는 것에 대해서는 자연스럽고 건강한 행위로부터 동떨어진 사고방식이 이미 뿌리를 내렸다. 세상에 어떤 동물이 단순히 입이 말랐다는 이유로 30분에 한번씩 물 웅덩이로 달려가겠는가? 하지만 내 주위의 많은 사람들은 시종일관 들고 마실 물병이 없으면 거의 공황 상태에 빠진다.

개인의 수분 섭취 습관은 여러 요소의 영향을 받는다. 인간은 각기 다른 체질을 가지고 있는데, 따뜻한 양의 체질을 가진 사람은 보다 활동적이고 체온이 높으며 성미가 급한 경향을 보이기 때문에 열이 많은 체질 특성상 수분 손실이 크므로 보다 많은 수분을 섭취할 필요가 있다. 따라서 양인의 경우 음료 섭취를 하고자 하는 욕구가 더 크며 섭취를 해야 할 필요도 크다. 반면 차가운 음의 체질을 가진 사람이라면 수분 섭취에 대한 욕구도 비교적 적고 섭취할 필요도 적다. 천편일률적으로 모든 사람에게 "마실 수 있는 만큼 최대한 많이 마시는 것이 좋다"라는 원칙을 적용하는 것은 체질의 차이를 간과하는 것이며 때에 따라 심각한 문제를 유발할 수도 있다. 또한 자연스럽게 기후나 직업, 연령, 식습관 역시 수분 섭취에 중대한 영향을 미친다. 즉 신체가 보내는 갈증 및 배고픔에 대한 신호에 귀를 기울여야 한다.

소변의 농도와 색깔을 통해 적정한 수분 섭취량을 파악할 수 있다. 소변은 노란빛을 띠어야 하며 농도는 중간이어야 한다. 자연적이고 건강한 노란빛은 흡사 맥주처럼 보이는 짙은 농도의 노란색 소변과 구별된다. 하지만 건강한 노란빛의 소변은 무색이나 물에 가까운 소변과도 다르다. 불행하게도 물을 수시로 마시는 광신도에 가까운 사람들은 이러한 무색의 소변이 건강의 징표라 믿고 이를 목표로 하기도 한다. 그러나 언제나처럼 중간 정도의 건강한 소변이 바람직하며 이는 소변의 색, 체온, 배뇨의 빈도 및 다급한 정도를 기준으로 판단할 수 있다. 사실상 수의사들은 동물의 소변이 지나치게 묽을 경우 크게 우려한다. 갈증이 우리에게 많은 것을 알려줄 수 있는 것은 사실이다. 하지만 갈증이라는 감각은 가변적이기 때문에 설탕과 소금이 많이 함유된 지나치게 맵거나 짠 음식, 인스턴트식품을 섭취하거나 니코틴, 알코올을 비롯한 기타 독성 물질과 약제품의 영향으로 실제 신체 상태를 반영해주지 못할 수도 있다. 물론 "수분 저장"을 위해 많은 양의 음료를 섭취하는 것이 바람직한 예외적인 경우도 있다. 이를테면 무리한 활동을 하기 전이나 운동 전, 과도한 열에 노출되었을 때 혹은 노출되기 전을 들 수 있다. 사막에 사는 동물들도 한 예가 될 수 있는데, 물을 발견하면 많이 마셔서 체내에 저장을 해두곤 한다.

일반적으로 적용될 수 있는 원칙을 소개하자면, 추위를 느끼고 손발이 차가우며 소변의 색이 물처럼 투명하고 빈뇨 증세가 있는 경우 음식 섭취량을 늘리고 음료 섭취량을 줄여야 한다. 많은 이들이 물의 효능을 광적으로 떠들어 대며 물은 많이 마실수록 무조건 몸에 좋다는 규칙을 내걸고 있는 선전에 매료되어 왔다. 이 점에 대해 내가 하고 싶은 말은, 음료를 많이 마시고 체내에 수분을 많이 저장할수록 우리는 추위를 느끼게 될 것이 분명하다. 따뜻한 차를 마신다고 해도 처음에 잠시 따뜻한 느낌을 줄 뿐 종국에는 차가운 음료와 같은 효과를 내고 만다. 체온이 떨어지면 교감신경 긴장 증세인 긴장이나 스트레스가 나타나게 된다. 스트레스 상태는 제산 및 해독 작용을 저해하는데, 아이러니컬하게도 이 두 가지는 대부분의 사람이 물을 마심으로써 기대하는 효과, 독소를 제거하고 산성도를 낮추며 "신장을 세척하는" 효과에 해당한다. 즉 이치에 전혀 맞지 않는다는 뜻이다. 우리가 물과 음료를 마실수록 우리의 신장은 더 열심히 움직여야 한다. 이미 약해진 신장에게 무리를 가하는 것은 절대 긍정적인 결과를 가져올 수 없다.

사실 우리는 정반대의 접근법을 취해야 한다. 개인적으로 나는 소위 드라이 패스팅(dry fasting, 물을 마시지 않고 하는 단식)을 통해 좋은 효과를 보고 있는데, 8~36시간 동안 음식과 음료를 끊는 활동이다.

드라이 패스팅의 효과는 다음과 같다.

- ➜ 장내 유해균이 감소된다.
- ➜ 장내 유익균이 강화된다.
- ➜ 장내세균총 구성의 균형이 유익균 쪽에 우호적으로 상쇄된다.
- ➜ 이에 따라 장내 면역체계가 강화되며 위장관 기능이 개선되고 장기의 유연성이 높아진다.
- ➜ 장기 기관의 크기가 작아지고 보다 단단해지면 폐, 기관지 등 호흡기계가 강화되는데, 이 기관들 역시 장에서 진행된 진화의 단계를 동일하게 거친다(동일한 배엽).
- ➜ 그 결과 혈액순환과 심장 기능이 개선되고 이에 따라 혈압, 심박수 및 맥박이 개선된다.
- ➜ 기타 체액(피, 타액, 소변, 눈물)의 제산 및 독소 제거가 이루어지며 신체가 "알칼리성"으로 변해 보다 명료하게 사고하는 것이 가능해지며 신경이 진정된다.
- ➜ 독소 제거와 배출을 담당하는 간과 신장의 활동이 이완되면서 회복이 가능해진다.
- ➜ 식음료에 중독되어 나타나는 욕구가 감소한다. 장내세균총 구성이 회복되면서 재생 과정이 진행된다.

드라이패스팅(dry fasting)은 다량의 물로 신장을 "세척"하지 않고도 신장에 긍정적인 영향을 미친다. 뿐만 아니라 드라이패스팅(dry fasting)을 반복적으로 수행할 경우 체온을 높일 수 있다.

체질이 냉한 사람은 보다 염분이 있고 미네랄이 풍부한 음식을 섭취하면서 음료는 적게 섭취할 필요가 있다. 물론 염분은 켈트해 소금, 암염, 히말라야 소금을 의미한다. 다른 종류의 소금은 일절 도움이 되지 못한다. 일반 식탁용 소금은 독소를 잔뜩 함유한 화학폐기물일 뿐이며 우리의 음식에 들어가거나 식탁에 오를 자격이 없다.

더위를 쉽게 느끼는 체질, 구체적으로 말해 손발이 뜨겁고 소변 농도가 높아 짙은 노란빛을 띠거나 쉰내, 불쾌하거나 독성을 띠는 냄새가 난다면 수분 섭취량을 늘려야 하며 가급적이면 온수나 따뜻한 차를 마시는 것이 좋다. 이를 통해 편안하게 부교감신경 상태를 유지할 수 있으며 보다 많은 수분, 용존물질 및 독소를 배출할 수 있게 된다.

아침 식사로 몇 잔의 차, 뮤즐리 한 그릇, 오트밀과 우유, 경우에 따라 오렌지주스 한 잔과 멜론 반 개를 섭취한 후 체온 변화를 측정해보라. 반면 튀긴 감자와 계란, 햄을 푸짐하게 넣은 오믈렛을 먹으면 체온이 크게 오를 것이다. 아침 식사 후 1시간 뒤 그리고 2시간 뒤에 체온을 측정하거나 단순히 손발의 온도 변화를 느껴보는 것도 좋다.

8.3 약품 복용에 대한 재고

책 서두에 설명했듯이 의사가 처방하는 약품 중 다수가 체온을 낮추는 데 일조한다. 불행히도 의학계에서는 이런 부분을 감안하지 않기 때문에 환자가 의사와 이런 효과에 대해 논할 기회는 없다. 몸이 낫고 싶다면 단순히 약제품의 긍정적인 효과와 부정적인 효과를 함께 받아들이는 수밖에 없다는 논리로, 의사들이 약제품의 효용성이나 기타 설명을 제공할 때 언급하는 부분이다. 부작용이 사실상 장기적으로 심각한 손상을 초래할 수 있는 오염이라는 사실은 잘 알려져 있으나 실제로 자신과는 상관없는 일이라는 인식이 퍼져 있으며, 적어도 일부 의사는 실제로 환자에게 이런 발언을 하기도 한다. 나는 실제로 매일같이 환자들에게서 의사와 나눴다는 믿기 어려운 대화에 대해 듣곤 한다. 약제품의 잠재적 부작용으로 나열되는 두통, 어지럼증, 시력 손상, 경련, 설사, 변비, 운전 불능, 우울증 등과 비교하면 추위를 느끼거나 손발이 차다는 증상은 아무것도 아닌 것처럼 느껴질 수도 있다. 하지만 속지 말아야 한다. 우리의 체온을 영구적으로 낮추는 약품의 경우 우리의 건강에 심각한 해를 끼칠 수 있다.

우리가 흔히 알고 있는 현대 약품의 시초는 통상적으로 고열을 동반하던 전염병을 퇴치하기 위한 수단이었다. 이는 여전히 현대 약제품의 시작점이자 정당성을 뒷받침하는 근거로 활용되고 있는데 실제로 특정 질병에 대항해 생명을 살리는 역할을 하기 때문이다. 고열을 해소하는 것을 목표로 하지만 이를 영구적으로 복용하게 되면 장기가 약해지고, 에너지와 온기가 소실되면서 앞서 논한 저체온증 관련 질병의 원인이 되며 만성 질환을 유발하고 악화시킬 수 있기 때문에 바람직한 방향과는 거리가 멀다고 할 수 있다. 따라서 장기적으로 약품 복용을 삼가는 것을 근본 원칙으로 삼아야 한다. 특히 우리 체온을 이상적인 37℃ 이하로 낮추는 약품을 장기 복용하는 것은 반드시 피해야 한다.

잠시 멈추고 생각해보자. 나는 즉각적으로 우리 모두가 복용하던 약을 약국에 반납하라고 외치는 것이 아니다.

여기에는 체계적인 접근법이 필요하다. 이 분야에 통달한 의료 전문가나 자연요법 실천가, 의사를 찾아 장기적인 약품 복용에서 벗어날 수 있는 최적의 접근법을 논하길 권한다. 현재 혈압약, 코르티손, 스타틴 및 기타 해열제로 치료되고 있는 질병에 대한 훌륭한 대안은 상당히 많다. 때로는 이러한 약품 복용을 멈추는 것이 훨씬 바람직할 때도 있다. 알레르기 약의 대안을 찾아보라. 특히 의사가 항생제 복용을 강력하게 권하는 경우라면 반드시 대안을 찾기 바란다. 피임약을 복용하고 있다면 피임의 다른 수단을 찾아보라.

부작용이 없으면서도 효과적이고 순한 약품 중 질병을 앓고 있을 때도 복용 가능한 제품들이 많다. "대체 약품"이라는 이름은 무엇보다도 정확하게 천연 약품을 통한 대체 치료법을 의미한다. 동시에 치료에 대한 대안적 접근법 역시 요구되는데, 예를 들어 약품을 복용하면서 충분한 휴식과 수면을 취하며 가급적 식음료 섭취를 자제하고, 맑은 공기와 신체의 열을 충분한 수준으로 유지하는 것 등을 준수할 필요가 있다. 자연요법은 다양한 평가 기준을 따르고 있으며 단순히 증상을 완화시키는 것이 아니라 질병의 실제 원인을 치유하고 면역 체계를 강화시키는 것에 목적을 두기 때문에 오랜 시간이 흐른 후 효과가 나타날 수 있다. 따라서 화학 약품을 통해 즉각적으로 치료하는 방식을 거부하고 대체 요법을 선택했을 때 보다 많은 인내심이 필요할 수 있다.

최근 의사로부터 녹색 채소를 너무 많이 먹지 말라는 조언을 받았다는 여성 환자가 있었다. 녹색 채소에 다량 함유된 비타민 K는 혈액 희석제 마르쿠마(Marcumar)의 작용에 지장을 줄 수 있다. 그간의 연구들은 이 상관관계를 부정해 왔지만 여전히 던져볼 만한 질문이 있다.

"약품 복용에 차질을 일으킨다는 이유로 건강식품을 소비할 수 없게 하는 우리의 의료 시스템은 과연 정상인가?"

8.4 최소한으로 필요한 것만을 추구할 것, 단순하고 꼭 필요한 것만 추구하되 근심과 고통은 잊어버리자!

내가 반복적인 경험을 통해 확인한 사실은 아무리 최고의 치료법이라 하더라도 환자의 스트레스 상태에 크게 좌우된다는 것이다. 스탠퍼드 대학교의 명망 있는 세포생물학자 브루스 립튼 박사(Bruce Lipton) 역시 이러한 상관관계를 여러 차례 그의 저서를 통해 강조해 왔다. 스트레스 상태에서는 세포가 비활성화되는 반면 편안한 상태에서 성장 모드로 전환한다는 것이다. 립튼 박사의 연구를 일반적으로 적용 가능한 하나의 원칙으로 요약하자면, 만성적인 스트레스는 치명적이다. 가장 단순하면서도 현실에 뿌리를 둔 원칙으로, 스트레스는 신진대사와 소화 기능, 독소 제거, 제산 작용에 차질을 빚으며 통상 수명 단축에도 일조한다.

따라서 항상 삶에 대해 편안하고 밝은 태도를 유지하면서 두려움, 걱정, 원망, 의심, 복수심, 스트레스를 멀리하는 것이 매우 중요하다. 이런 태도야말로 가장 효과적이면서도 근본적인 예방 치료법이라고 할 수 있기 때문이다.

편안한 상태에서의 세포는 신체가 따뜻할 때와 비슷해서 보다 쉽게 영양분을 흡수하고 신진대사 독성을 배출할 수 있도록 열리게 된다. 스트레스의 감소는 최적화된 신체 열과 충분한 산소 및 영양분 공급과 더불어 우리가 반드시 실천해야 할 구명 조치 가운데 하나이다. 하지만 스트레스 감소는 동전의 한쪽 면에 불과해 그 자체만으로는 충분하지 않다. 하지만 물론 지나친 요구 사항을 자제하는 것은 필수적이고 도움이 되기 때문에 스트레스를 받았다면 휴식을 통해 보상의 시간을 갖는 것이 필요하다.

건강을 위한 조언 4

휴식 그리고 균형을 찾는 노력은 필수적이다. 여기에는 숨쉬기 운동, 기공체조, 태극권, 명상을 비롯한 모든 형태의 휴식이 포함되는데, 이 목적을 달성하기 위해 나는 신체 기관 전반에 걸친 깊은 휴식과 효과적인 치유를 가능하게 하는 파워 냅(power nap, 기력을 회복하기 위한 낮잠) CD를 개발한 바 있다. CD에서 구체적으로 치유에 도움이 되는 주파수가 나오기 때문에 사람들은 깊은 휴식의 기술을 다시금 익히게 되며, 독소 제거를 촉진시키거나 면역 체계를 강화시키는 데 도움이 된다. 추가적으로 건강 증진 활동을 하고자 하는 사람에게는 CD를 청취하면서 적외선 매트를 사용하는 것을 권하는데, 이 두 가지를 병용하는 것은 매우 강력한 조합이라고 할 수 있다.

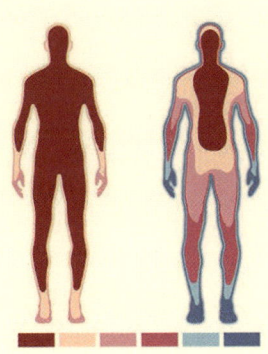

➜ 적외선 열을 통해 우리 신체가 깊은 휴식 상태에 접어든다.

➜ 에너지를 제공하는 음이온이 우리 신체를 재충전하고 쉬게 해준다.

➜ 치유 주파수를 전달하는 파워냅 CD를 통한 깊은 휴식

휴식, 스트레스 감소, 이상적인 체온 유지는 건강 증진의 근간이다. 특히 이미 다양한 치료법을 시도했으나 효과를 보지 못한 이들에게 탁월한 접근법이 될 수 있다.

제9장

적외선의 놀라운
힘을 통한 치유

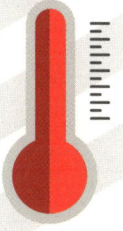

37°C

Ideal Body Temperature for Optium Health

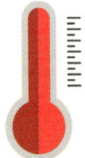

적외선의 놀라운 힘을 통한 치유

어릴 때 어머니께서는 내가 감기에 걸릴 때마다 선반에서 빨간 불이 들어오는 램프를 꺼내 오셨다. 나는 그 램프 앞에 앉아서 내가 얼마나 뜨거움을 참을 수 있는지 보려고 조금씩 가까이 다가가곤 했는데, 램프의 빨간 빛을 쬐고 있으면 막혀 있던 코가 뚫려서 항상 기분이 좋았던 기억이 있다. 젊은 시절 운동선수였을 때는 경직된 근육의 통증을 완화하기 위해 적외선램프를 사용했다. 지금은 어떨까? 내 환자 중 다수가 신체 회복과 건강 유지를 목적으로 적외선 매트 치료법을 적극 활용하고 있다. 나 역시 매트를 매일 사용하며 가끔 적외선 매트 위에서 잠을 청하기도 하니, 적외선 자수정 매트가 제공하는 온열감이나 깊은 휴식 없이는 살 수 없을 정도이다. 바이오매트 위에 누워 깊은 휴식감을 주는 CD를 듣는 시간이 나에겐 하루도 거를 수 없는 의식과도 같다.

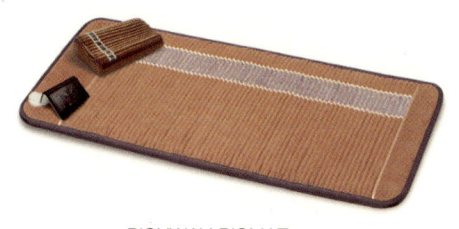

RICHWAY BIOMAT

9.1 적외선이란 무엇인가?

적외선은 빛 방사선의 일종으로 육안으로는 확인할 수 없으며 전자기 스펙트럼 중 가시광선의 적색 스펙트럼 아래 위치한 방사선을 의미한다. 지구를 덥히는 태양열 에너지의 50% 가량이 적외선이므로 우리가 카페에 앉아 햇살을 즐길 때 느끼는 열 가운데 절반이 적외선으로 발생한다고 할 수 있다.

태양광선과 적외선(BeyondBeds.com)

따뜻한 태양 광선의 공급이 부족하게 되면 피부가 비타민 D를 생성하는데 필요한 필수 자외선을 비롯한 여러 가지가 결핍된다. 먼저 뼈 바로 안쪽으로 우리 몸을 덥혀줄 수 있는 열 공급이 부족하게 된다. 비타민 D가 뼈, 신경, 정신을 치유해주고 보호하는 기능을 하며 암 예방 기능이 있다는 사실은 최근 몇 년간 널리 알려져 왔다. 많은 독자들이 태양 또는 다른 곳에서 전달되는 적외선의 치료 효과에 대해서도 주지하고 있다. 비타민 D를 생성하는 적외선과 자외선은 태양 광선에서 찾을 수 있는 두 가지 치유 요소이다. 건강 전문가로서 태양 광선 노출의 위험성을 다룬 글이나 어떻게 자외선 차단 지수가 높은 제품을 활용해 이 "황색 괴물"로부터 신체를 보호할 수 있는지에 대해 설명한 글을 보면 절망의 탄식이 새어 나온다.

1800년경 유명 음악가이자 천왕성을 발견한 천문학자 프레드릭

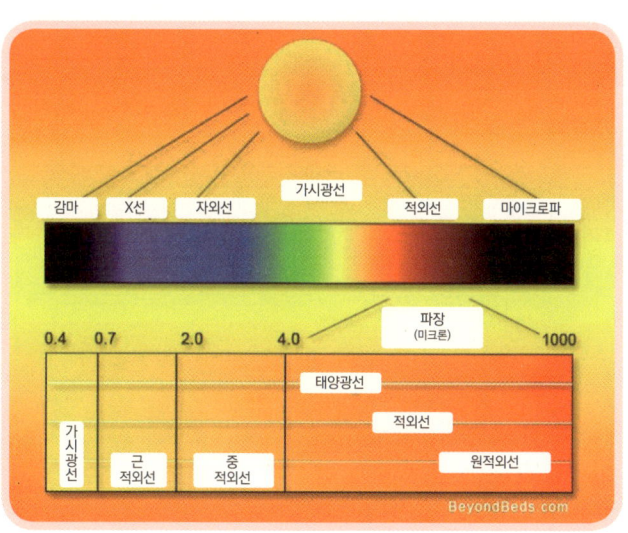

Sunlight with infrared radiation(BeyondBeds.com)

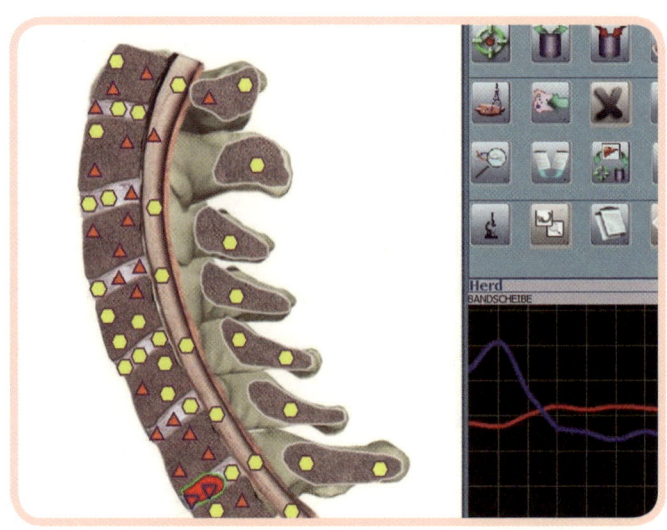

위 그림은 체온과 혈액순환 부족으로 인해 경추 추간판 수핵 탈출증(6번/7번 척추)의 모습이다. 우측/하단 그래프는 빨간선과 파란 선 간의 격차가 매우 크다(좌측 두번째 수직선). "Oberon" 진단 기기로 촬영한 이미지 이다.

허셜 경(Sir Frederic Herschel)은 (1738-1822) 비가시적인 열 복사선이지만 마치 광선처럼 활동을 하는 적외선을 발견했다. 후에 허셜 경은 이를 "방 열선" 적외선 등으로 불렀다. 과학에서는 적외선 파장을 단파, 중파, 장파로 구분하지만, 지금 우리가 여러 가지 정의에 대해서까지 생각할 필요는 없다. 단지 적외선이 우리 장기 기관에 미치는 치유 효과와 관련해서 흥미로운 사실이 있다면 중파와 장파가 가장 유익하다는 점이다. 이러한 광선은 6-14 미크론(1미크론은 100만 분의 1미터) 사이의 레인지에 포함되며 "필수 광선"으로 분류된다.

9.2 우리 모두는 적외선 방사체이다.

절대 영도(영하 273.15℃) 이상의 온도에서 살아있는 모든 생물과 물체는 적외선 범위에서 방사하며 여기에는 물론 인간도 포함된다. 온도가 높을수록 적외선 범위에서의 방사량 역시 커지게 마련이다. 물질과 표면도 복사량에 영향을 미치는데, 이를테면 방사선은 항상 따뜻한 물체에서 차가운 물체 쪽으로 흘러가기 때문에 따뜻한 물체는 차가운 물체에게 열을 전달해주는 셈이 된다. 석조 바닥에 맨발로 서 있어 본 적이 있는 사람이라면 이해하기 쉬울 것이다. 모든 어머니는 추위에 떠는 아이에게 체온을 최대한 전달하기 위해 아이를 꼭 껴안

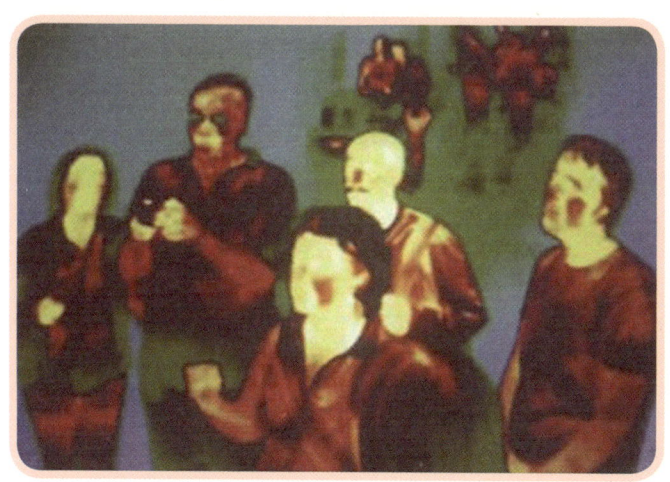

위 그림에서 보듯이 우리는 적외선 방사체이다.
이미지에서 색이 밝을수록 적외신이 강한 것이다.
("The Fourth Phase of Water", 2013, by Professor Gerald H. Pollack)

아 주는 경험을 통해 이 현상을 이해한다. 우리가 살고 있는 환경에서 금속을 제외한 대부분의 물질은 적외선 열을 흡수한다. 산소와 질소는 적외선을 재흡수하지 않기 때문에 적외선 사우나의 공기는 언제나 놀라울 정도로 시원하게 유지되는 반면 이산화탄소와 수증기는 적외선을 흡수한다.

인간은 적외선의 방사체이자 수용체이다. 인간은 3~50μ을 방사할 수 있으며 대부분의 경우 파장이 9.4μ 범위에 속하는데, 이전에 언급했듯이 치유 효과가 있는 범위(4~16μ 사이)에 해당된다. 이를 바탕으로 우리는 모두 손을 올려놓는 것만으로도 치유하는 능력이 있다는 결론을 도출할 수 있다. 우리의 모든 손길이 고통의 완화이자 치유인 것이다. 의식적으로 또 무의식중에 우리는 신체적 접촉을 통한 치유 활동을 하고 있다. 상대방의 적외선이 더 강할 경우 우리는 치유를 받게 되는데, 모든 어머니는 고통, 혼란, 슬픔을 완화하기 위해 자신의 아이를 품 속에 안으면서 직관적으로 이를 깨닫는다. 어머니와 영유아 사이의 신체적 접촉을 측정하면 대부분 파장이 6.3μ 범위에서 나타난다고 한다. 흥미로운 점은 모유 역시 우리 몸에서 가장 큰 "적외선 방사체"라고 할 수 있는 심장 위를 흘러 전달된다는 것이다. 이를 통해 "사랑의 적외선"이 가득한 모유가 신생아에게 얼마나 특별하고 중요한지 그 가치를 재발견할 수 있다.

많은 분들이 치유자에 대해 들어보았거나 심지어는 치유력이 있

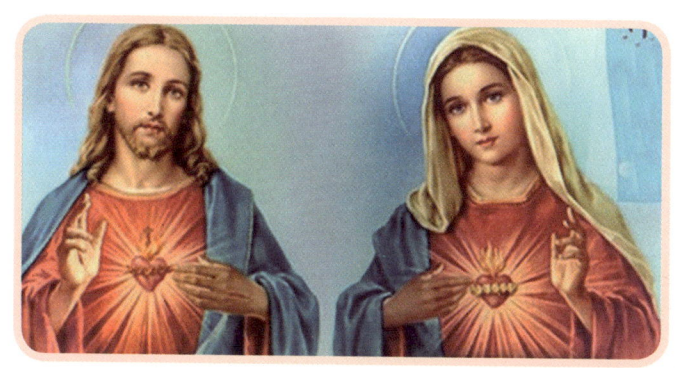

위 그림은 심장에서 적외선과 사랑을 발산하고 있는 전형적인 예수와 마리아

는 전문가와 상담을 해본 경험이 있을 것이다. 치유력은 심장과 손 사이의 연결성에 달려 있다. 심장은 적외선의 용광로와 같은 역할을 함으로써 우리의 손에 필요한 치유력, 즉 적외선을 공급한다. 예수나 마리아의 이미지에서 심장이 사랑과 치유의 원천으로 묘사되는 것도 같은 맥락에서 이해할 수 있다. 우리 자신의 심장과 조화로운 상태를 이룰 때 우리 스스로도 모두 비슷한 능력을 지닐 수 있다는 사실을 잊어서는 안 된다. 열 전달은 세 가지 방식으로 이루어질 수 있다. 온도가 더 높은 물체와의 직접적인 접촉(난로 또는 물 주머니), 물 또는 가스를 통해, 마지막으로 전자파를 통한 방법이 있다. 마지막 방식이 바로 방사선을 통한 열 전달에 해당된다. 전자파가 물체와 충돌하면 온기나 열을 전달하게 되는데, 이때는 따로 매개체가 필요하지 않고 경로에 놓인 분자에 직접 영향을 주기 때문에 방사선이 매우 효율적인

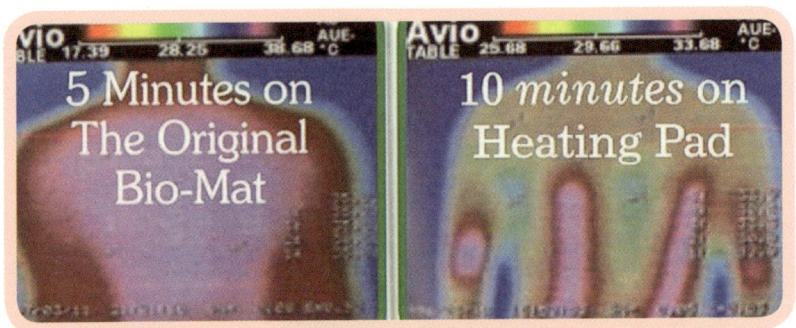

위 그림은 적외선 매트(좌측)와 전기 패드(우측) 두 가지 방법으로 열 공급 시,
나타나는 다른 효과를 보여주고 있다.
(Biomats Richway International사 카탈로그 발췌)

열의 원천이라고 할 수 있다. 위 사진은 열이 사람의 등 부분에 미친
영향을 보여주는 예시이다.

9.3 치료 목적으로 체온을 높이는 것

인류의 역사 전반에 걸쳐 다양한 방식으로 치료상의 개입이 시행
되어 왔다. 공포물에 가까운 일부 과잉 의술 사례들을 제외하고 수천
년에 걸쳐 자리를 잡아온 치유 방식이 한 가지 있는데 바로 체온을
높이는 것이다. 이를 통해 남녀 치유자들은 단순히 신체 본연의 반응
을 모방함으로써 몸이 자정능력을 발휘하게끔 한 것이다. 2500년 전

히포크라테스가 "내게 열을 만들 수 있는 힘을 주면 세상의 모든 병을 고쳐 보이겠다"라고 말한 이래 전 세계의 모든 치유 전문가들이 유사한 접근법을 채택하고 있다. 사실상 열을 활용하는 방식은 수천 년에 걸쳐 모든 문화권에 스며들면서 많은 자연치료법이 체온을 높이는 관행을 포함시켜 왔다.

체온을 높이는 것은 항상 면역 반응 증진으로 이어진다. 일본의 아보(Abo) 교수는 체온을 1℃만 높여도 면역 체계의 기능이 40%나 증진한다는 사실을 확인했다. 또 다른 일본인 과학자 이시하라 유미(Ishihara Yumi) 박사 역시 체온이 1℃ 증가하면 면역 체계가 5~6배 강해진다는 사실을 밝혀냈다. 반대로 체온이 1℃ 감소할 경우 면역 체계는 30% 약화되는 것으로 나타났다. 또한 통계 분석을 통해 지난 50년간 일본인의 평균 체온이 0.5℃ 떨어졌다는 사실도 밝혔다.

미국 뉴욕의 알버트 아인슈타인 의과대학에서 박사학위를 취득한 히로미 신야(Hiromi Shinya) 교수도 연구를 통해 체온을 0.5℃만 낮추어도 신체 효소와 면역 활동이 30% 감소한다는 사실을 확인했다. 또한 암세포가 37℃에서보다 35℃에서 훨씬 빠른 속도로 증식한

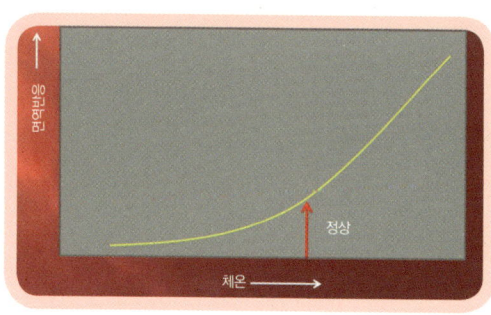

체온을 높이는 것은 항상 면역 반응 증진으로 이어진다.

다는 사실을 발견했다. 연구의 결론은 체온이 낮아질 때 다음과 같은 증상이 나타난다고 밝혔다.

- ➜ 면역성 저하
- ➜ 순환 장애
- ➜ 유전학적 변화의 증가로 인한 암 발병 가능성 증가

중국의 저명한 의사 마위에링(Ma Yueling)은 저체온증에 관한 연구에서 다음과 같은 결과를 도출했다.

- ➜ 체온이 35℃인 사람의 경우 사망률이 약 30% 더 높다.
- ➜ 저체온증은 혈액 형성 결핍으로 이어진다.
- ➜ 저체온증은 어린이의 성장을 저해할 수 있다.
- ➜ 저체온증은 동맥경화증과 관벽경화증의 원인이 된다.
- ➜ 저체온증은 암 발병 가능성을 높이고 암세포를 증가시킨다.

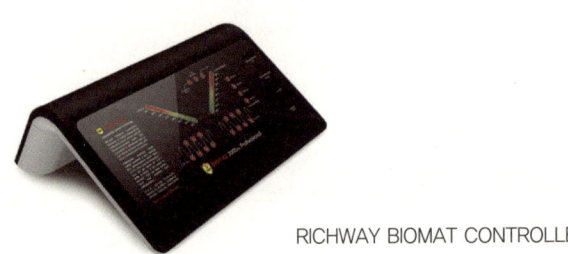

RICHWAY BIOMAT CONTROLLER

9.4 적외선 매트와 관련해 자주 묻는 질문

(1) 적외선 매트가 누구에게 좋은가?

적외선 매트는 이상적인 체내 작동 온도를 통해 건강한 삶을 위한 기본 조건을 회복시켜준다. 모든 사람들이 태양의 열과 적외선에 영향을 받기 때문에 적외선이 모든 생명체에게 이롭다. 몸속 깊이 영향을 주는 자수정 결정과 원적외선을 통해 적외선 사우나 보다 훨씬 더 높은 수준의 효과를 볼 수 있다. 적외선은 통증을 완화시키고 조직 재생을 돕는다. 적외선은 어린이, 노인, 애완동물에게도 안전하고 쉽게 열을 제공할 수 있다. 적외선 매트는 거의 모든 사람들이 어떤 상황에서도 사용할 수 있다. 그렇지만 모든 종류의 건강 보조 기기 및 의료 기기와 마찬가지로 적외선 매트도 가능한 한 상호작용 및 반작용에 관해 알아둘 필요가 있다.

(2) 적외선 매트가 중심 체온을 높여주는가?

적외선은 세포에 활력을 불어 넣는다. 마찰이 열을 발생시켜 체온을 높여준다. 6.5~12μ 범위의 원적외선(FIR)은 체내 조직에 깊숙하게 침두한다. 매트를 끈 후에도 8시간 동안 상승한 체온이 유지된다.

(3) 최적 또는 체온 상승이 건강에 영향을 미치는가?

신체적 변화를 통해 건강 증진을 확인해 볼 수 있다. 체온 상승은 혈액순환을 촉진하고 개선한다. 혈액순환이 잘 이루어지는 것이 건강한 신체의 기본 조건 중 하나이다. 그렇기 때문에 자연 요법 의사는 운동과 열을 발생시키는 활동(족욕, dew cure, 마사지, 진흙팩, 브러시 마사지 등)을 강조한다. 3,000여 효소 작용이 동시에 세포와 조직에서 활성화되어 신체 기능은 증진되고 재생과 치유를 촉진시킨다. 1℃ 체온이 상승하면 약 30~40%의 효소 활동이 증가되고 1℃ 체온이 감소하면 효소 활동이 50% 감소한다. 추위에 민감한 사람들은 효소 활동 부족으로 면역체계가 약해져 있기 때문에 더 쉽게 아프다. 건강한 체온은 꾸준히 36.6℃이상을 유지한다. 저체온은 세포 변성에 이상적인 환경이다. 체온 증가가 이런 변성을 저해시킨다. 다양한 병원체 저항 감소와 면역체계 약화를 감기라고 부른다.

(4) 열충격단백질(HSP)이란 무엇인가?

적외선 매트를 높은 온도에서 사용하는 경우와 같이 높은 온도에서 열충격단백질(HSP)이 생성된다. 세포가 열 보호를 위해 HSP를 생성하고 HSP는 엔도르핀(행복과 안정 호르몬), T 세포, NK 세포, 림프구 분비에 중요한 역할을 한다. T 세포, NK 세포, 림프구는 체온 상승과 HSP 분비를 통해 면역체계를 강화하 중요한 요소이다. HSP는 피로를 경감시키고 통증을 완화시킨다. HSP는 높은 온도로 적외선 매트를 40~50분간 사용할 때 생성된다. 높은 온도로 사용할 경우 최소 8시간 간격을 두고 사용해야 한다. 40~60분 이상 사용할 경우 HSP 분비가 더 이상 증가하지 않기 때문에 그 이상 사용을 금해야 한다.

(5) 적외선 매트가 스트레스에 미치는 영향은 무엇인가?

추위 또는 35.5℃ 이하 체온의 경우 긴장과 스트레스를 느끼는 교감신경 긴장 상태가 된다. 스트레스를 받는 상황에 대응하기 위해 호르몬이 분비된다. 적외선은 스트레스 호르몬을 최대 78% 낮추고 다시 신체가 부교감신경 활성화 상태로 돌아갈 수 있도록 해준다. 이런 상태는 재생, 대사작용 과정, 소화 및 면역체계 기능이 최적으로 이루어지는 긴장 완화 상태와 같다.

(6) 적외선 매트가 체온에 미치는 영향은 무엇인가?

적외선은 체내 세포를 자극해 더 많은 에너지(열)을 발생시킨다. 이를 통해 지방을 열로 전환하고 효과적으로 "연소"시키는 지방 세포가 재활성화된다. 칼로리 소비의 경우 적외선 매트 사용 시간 동안 노를 젓거나 조깅을 한 시간과 동일한 효과를 볼 수 있다.

(7) 해독용으로 적외선 매트를 사용 가능한가?

진동을 통한 신체 세포 활성화는 세포 내 또는 세포벽의 독성 배출을 완화한다. 온도가 올라갈수록 해독이 빨라진다. 적외선 매트의 사용은 효과적인 해독을 위한 모든 중요 필요조건을 제공한다. 여기에는 부교감신경 활성화 상태에서 긴장 완화, 원적외선을 통한 세포 활성화, 발한, 최적의 혈액순환, 충분한 음이온 공급이 있다. 알칼리성 이온 음료, PH9 알칼리 환원수, 독성 결합 물질(미분화된 클로렐라)과 같은 충분한 수분 섭취를 통해 배출을 촉진시킬 수 있다.

(8) 음이온은 무엇이며 어디에 좋은가?

음이온은 전자와 양성자가 더 많은 입자 또는 분자이다. 음이온은 폭포, 숲, 바다 주변과 같은 자연환경과 청정한 환경에 풍부하고 번개가 친 다음에 더 풍부하다. 이 세계는 음이온으로 가득 차 있다. 그렇기 때문에 지면(목초지, 땅, 모래사장)에 직접 접촉하는 것이 치유 효과를 준다. 두 과학자 버트 색만(Burt Sakmann) 박사와 에르빈 네어(Erwin Neher) 박사가 음이온 역할에 관한 연구로 1991년 노벨상을 수상했다. 음이온이 없다면 세포 내 공급 채널이 수축되고 영양소 공급과 세포 활동이 저해되며 신체는 통증 신호를 보낸다. 양이온이 너무 많은 전기 신호를 뇌에 보낼 때 통증이 발생한다.

(9) 적외선 매트에 담요를 덮으면 원적외선이 전달되지 않을까?

적외선은 모든 천연 직물을 통과한다. 면 또는 낙타털로 담요와 다른 천연 직물을 사용해도 된다. 이 경우 설정 온도를 올려야 한다.

(10) 적외선 매트가 유해한 전자기장(EMF)을 방출하는가?

전자기장(EMF)은 모든 전자 기기에서 발생한다. 자수정 바이오매트와 같은 좋은 적외선 매트의 경우 적외선 매트에서 EMF 발생을 막고 기기를 제어하기 위한 예방적 조치를 한다.

(11) 적외선 매트가 의약품 복용과 유효성에 영향을 줄 수 있는가?

의약품 또는 건강기능식품 효과는 항상 체내 흡수와 활용이 결정한다. 장기(위장) 기능 강화는 의약품의 활용과 유효성을 높인다. 적외선 매트를 장기간 사용할 경우 의약품과 건강기능식품 복용량을 줄일 수 있다.

(12) 적외선 매트 사용 금지 대상은 누구인가?

부신 고갈 또는 부신 약화(다발성 경화증, 전신 홍반 루프스, 에디슨병)로 인한 질병이 있는 사람은 고온 설정으로 적외선 매트를 사용하면 안 된다. 일반적으로 고온 사용은 최대 60분 이상 사용을 제한해야 한다. 처음 15~20분 사용하고 이후 적합할 경우 늘릴 수 있다. 저녁에는 고온 설정으로 사용하지 말아야 한다. 쉽게 탈수될 수 있는 어린 아이와 노인은 적외선 매트를 낮은 온도로 사용해야 한다.

에필로그

현대인의 삶은 불과 몇 년 전 혹은 수 십 년 전만 하더라도 존재하지 않았던 새로운 원칙과 법칙으로 가득 차있다. 전문분야 역시 수십 년 전과 전혀 다른 모습을 하고 있다.

컴퓨터, 스마트폰, 태블릿 PC, 인터넷을 통한 온라인 네트워킹과 같은 현대 전자 미디어가 없는 세상은 상상조차 할 수 없다. 그뿐 만이 아니다! 생활 필수품 구매와 쇼핑 등의 일상생활은 이런 종류의 현대적인 소통 수단이 없다면 무너져버릴 것이다.

오늘날 세계는 빠르게 발전하고 있지만 우리의 "오래된" 신체는 여전히 자연, 햇빛, 빛, 중력, 지면과의 접촉, 산소 등 수천 년 존재한 자연적 현상을 필요로 한다. 인간 존재의 기본 원칙으로 돌아가는 것은 생활방식을 선택하는 것 이상의 문제이다. 우리 행복에 큰 영향을 미친다. 이는 선택이 아니라 필수이다!

건강하기 위해서는 생명의 법칙을 따르고 활력, 장수, 건강을 위해 필요한 모든 것을 제공해주는 대자연에 의존해야 한다. 이 책은 최적의 건강 상태를 위한 37℃의 이상적 체온 등 필수 조건에 대해 기술하고 있다.

이제 이런 정보를 삶에 적용하는 것은 여러분의 몫이다. 최적의 체온과 관련된 이 책의 통찰력과 정보가 여러분의 삶에 적용되고 몸과 마음 그리고 영혼의 회복과 유지에 영향을 미칠 수 있다. 이런 노력을 통해 건강하고 행복하기를 바란다!

Uwe Karstädt

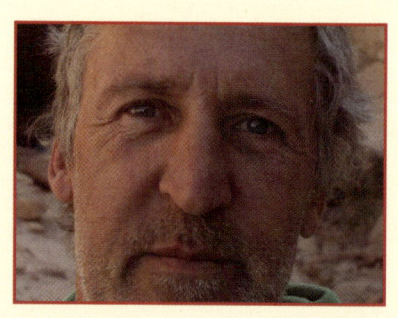

유년기와 청소년기부터 나는 일반적인 가정에 반대되는 것을 이해하고 원인을 알아보고 싶어 했다. 나는 기존의 입장에 대해 의문을 가지기에 적절한 시기였던 1960년대에 10대를 보냈다. 이 당시 정신에 영향을 받았다. 또한 동독 공산주의 정권 하에서 생각한 바를 표현하고 결과를 대면할 용기가 있었던 부모님에게서도 영향을 받았다. 사람들은 내가 부모님의 이런 성향을 물려받았다고 말한다.

몸, 정신, 생각의 내적 과정에 대한 이해하고자 하는 마음이 아직까지도 내 안에 남아 있다. 삶의 기쁨과 깊이에 대해 다양한 측면을 경험하면서 감사했고, 이는 자연 요법 의사로서 작가로서 많은 도움이 되었다. 내가 누군가를 치유하는 직업을 선택한 것이 아니라 직업이 나를 선택한 것 같다.

과거 공부를 할 때 내가 가진 질문에 결정적이며 만족할 만한 답변을 줄 수 있는 책을 찾으며 많은 시간을 서점에서 보냈다. 하지만 대부분 이런 노력은 헛수고였다. 지금 생각해보면 이런 답을 찾지 못한 질문이 작가가 되는 길을 닦아주고 어린 학생일 때 찾지 못한 해답에 대한 책을 쓸 수 있도록 해주었다고 생각한다.

사람들이 자신의 건강과 삶을 돌볼 수 있도록 돕는 일은 항상 즐겁다. 환자와 독자들이 높은 수준의 인간 존재를 이해할 수 있도록 돕는 것이 나에게는 매우 만족스럽고 행복한 일이다.

자연적인 방법을 통해 건강을 회복하길 바란다.

Uwe Karstädt

책 출판될 무렵 나는 여전히 뮌헨(독일)에서 의사로 활동 중이며 앞으로도 꾸준히 환자를 치료하기를 원한다.

자연 요법 의사로서 다음과 같은 책을 저술했다:

❖ "Das Candida-Kochbuch"(칸디다 요리책) 1995

❖ "Ganz in meinem Element"(아주 편안한 상태) 1998

❖ "Die 7 Revolutionen der Medizin"(제7 의학 혁명) 2003

❖ "Das Dreieck des Lebens"(생명의 삼각관계) 2005

❖ "entgiften-statt-vergiften"(중독이 아닌 해독) 2007

❖ "Die Säure des Lebens"(생명과 산성) 2013

❖ "37° Das Geheimnis der idealen Korpertemperatur fur optimal Gesundheit"(37℃ 최적의 건강 상태를 위한 비법: 이상적인 체온) 2014

스트레스 완화와 깊은 휴식을 위한 파워냅 휴식 프로그램 CD와
MP3를 출시했다.

❖ "PowernaPlus-Detox"
❖ "PowernaPlus-Immune"
❖ "Alpha8-BodyPower"
❖ "Alpha8-MindPower"
❖ PowernaPlus Vitality (영어 사용자용)

건강 관련 정보를 개인 홈페이지에서 추가로 확인해 볼 수 있다.

www.uwekarstaedt.de

www.alpha8.de

www.bio-mats.com/uwekarstaedt

Powernaplus Vitality는 모든 인터넷 포털 사이트에서 MP3 다운로드 가능

추가 정보

홈페이지	http://www.uwekarstaedt.de
이메일	uwekarstaedt@gmx.de
병원 주소	Schonfeldstrasse 8, 80539 Munich, Germany
전화	0049 (0)89 280050

모든 서적을 서점과 저자를 통해 직접 구매 가능
http://www.karstaedt-buecher.com/Uwe-Karstaedt/

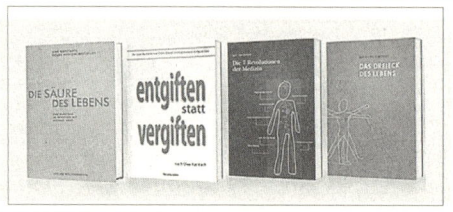

두 가지 바이오매트 Minimat(위)와 Biomat 프로(아래) 제품사진
www.bio-mats.com/uwekarstaedt

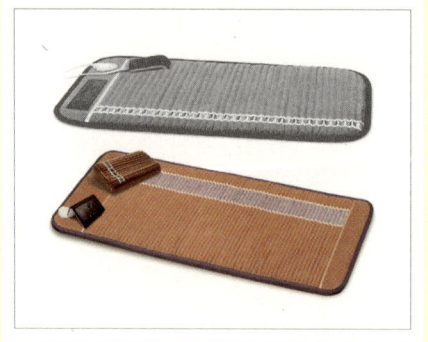

PowernaPlus 해독과 면역체계

❖ 일상의 생기와 능력 향상을 충분한 휴식을 목적으로 하는 원기 회복 낮잠(power nap) Uwe Karstadt의 PowernaPlus 프로그램은 더블 CD 당 5가지(알파 2, 세타 3) 다른 종류의 원기 회복 낮잠을 위한 프로그램, 음성과 글로 작성된 다양한 정보로 구성되어 있다.

❖ 영어 Powernaplus 프로그램은 포털사이트와 저자 홈페이지에서 직접 다운로드 가능 : Powernaplus – Vitality

❖ MP3 또는 CD 주문을 원할 경우 uwekarstaedt@gmx.de

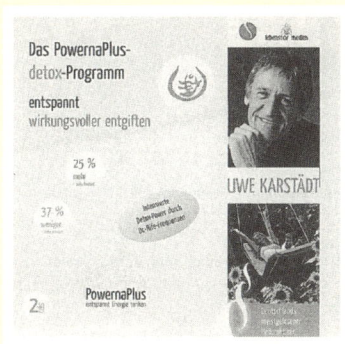

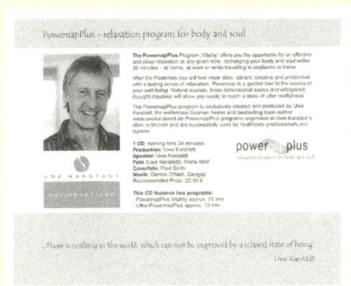

독자에게 하고 싶은 말

이 책에서 추천하는 방법이나 정보가 도움이 되었다면 알려주기 바란다. 너무 많은 편지 또는 이메일이 도착해서 모두 답변하지 못해드리는 데 사과의 말씀을 드린다.

직접 질병을 눈으로 확인하지 않고 조언 하는 것은 불법이며 책임감에 어긋나는 일이다. 도움이 필요하면 병원 진료를 위한 예약을 부탁한다. 전 세계에 많은 능력 있는 좋은 전문가 들이 있다.

이미지 색인

15, 23, 31, 34, 35, 40, 66, 115쪽 이미지, Uwe Karstädt 병원에서
    Oberon 진단 기기로 촬영

70쪽 이미지, 생화학 Albert Lehninger

80, 82, 88, 118쪽 이미지, Richway, USA

92, 95, 116쪽 이미지, "Fourth Phase of Water", Gerald Pollack

111쪽 이미지, Science Photo Library

114쪽 이미지, BeyondBeds.com

119쪽 이미지, M. Petrovich 제공 PowerPoint, USA

체온표

입에 약 4분가량 체온계(예: 약국에서 살 수 있는 Galistol)를 물고 체온을 측정한다. 체온을 재기 직전에는 어떤 것도 먹거나 마시면 안 된다!

측정값 입력을 위한 표

	아침에 일어나자마자	4시간 뒤	4시간 뒤	저녁 휴식 중
첫째 날				
둘째 날				
셋째 날				
넷째 날				
다섯째 날